U0009576

CARE

Good Care ,
Good Living

CARE

Good Care ,
Good Living

CARE
Good Care ,
Good Living

care 42

這樣生活少疲勞、慢衰老

作　者：佟彤
責任編輯：劉鈴慧
美術設計：張士勇
校　對：陳佩伶

法律顧問：全理法律事務所董安丹律師
出版者：大塊文化出版股份有限公司
台北市10550南京東路四段25號11樓
www.locuspublishing.com
讀者服務專線：0800-006-689
TEL：(02) 8712-3898　FAX：(02) 8712-3897
郵撥帳號：18955675　戶名：大塊文化出版股份有限公司
版權所有　翻印必究

總經銷：大和書報圖書股份有限公司
地址：新北市五股工業區五工五路2號
TEL：(02) 89902588 (代表號)　FAX：(02) 22901658
製版：瑞豐實業股份有限公司

初版一刷：2016年3月
定價：新台幣380元
ISBN：978-986-213-685-0
Printed in Taiwan

本書中文繁體版通過成都天鳶文化傳播有限公司代理，經中南博集天卷文化傳媒有現公司授予大塊文化出版股份有限公司獨家全球中文繁體字版權（中國大陸及港澳地區除外），非經書面同意，不得以任何形式，任意重製轉載。

這樣生活少疲勞、慢衰老

作者：佟彤

目錄

很簡單／話說雌激素／甲狀腺功能減退，是40歲女人疲勞的根源／水腫／一旦是甲狀腺功能減退，得終身治療／甲狀腺功能減退的自我檢查

胖子為什麼會虛／胖人肚子裡確實有髒東西／三子養親湯是很好的「去汙劑」／茶，對清除自由基效果顯著／「梨形身材」是代謝症候群的高危險群

用腦過度可能引發腰疼／腎虛／孕育生命的植物種子，補腦最好／不孕，是腎虛、是生殖系統的疲勞／頭痛怎麼治，還得分病源／要命的頭痛

心臟猝死前，很多人都抱怨過疲勞／人過了中年，要特別警惕便秘／心電圖正常，心臟可能不正常／喜歡長嘆氣，也許心臟疲勞了／疲勞也可能是心臟犯了「神經病」／上樓就累，是心功能不好的信號／心臟的功能分級／「氣虛」與「陽虛」之分／什麼樣的心痛是真致命的／防心臟意外，可以試試雲南三七／心臟功能弱，試試藏藥紅景天

序

疲勞未必是身體虛了

佟彤／自序

「疲勞」是當下使用頻率最高的詞，不管是靠力氣吃飯的勞力者，還是憑腦子謀生的勞心者，誰都覺得累，誰都在抱怨疲勞。這就牽扯到了幾個問題：

你感到累的時候，是真的累了麼？
你的疲勞是累出來的？還是閒出來的？
你的疲勞到底是哪裡出了問題？

「累出來的疲勞」解釋起來很簡單，身體的過勞自然會對身體造成消耗，此時的疲勞，是身體「叫停」的信號，只是這種情況現在越來越少，包括「過勞死」的人也很少是因為體力上的絕對透支。而且那些因為失眠而疲勞的人，醫生會告知他們：「白天要儘量多地

勞力，以促使夜晚大腦進入不做夢的深睡眠狀態，睡個解乏的好覺。」

由此看來，現代人的疲勞以「閒」出來的居多，至少是「身體未動」而「心眼先行」了，勞心大於勞力！所以動嘴的經常會比動手的累，當領導的比做員工的累，無他，是思慮過度，心理有壓力造成的。

在我的一本書《不上火好的生活》中曾經提到，古人在造字的時候，為什麼將「丙」而不是「甲」或者「乙」放在「病」字裡。就是因為「丙」字在天干中和「心」相對應。也就是說——

古人早就意識到，人們之所以生病和心思過重有很大關係，由此也可以推及疲勞作為疾病前兆，乃至症狀的疲勞，大多也和心理壓力脫不了干係。

所以預防和治療疲勞，真正需要養身的只是一部分，更多的是需要「養心」，若非如此，即便是用大堆的補藥也不見得能得到療效。

中醫治療「慢性疲勞症候群」，治療失眠所導致的

疲勞，都不用補藥，而被人們認定最能改善疲勞的補藥「人參」，也不是所有虛損之人都適宜的。人參對必須「從陰引陽」的病人來說，是中藥的上品，但如果用在陰虛的人身上，無異於揠苗助長，竭澤而漁……

　　疲勞到底是哪裡出現問題了？因為心氣虛、脾氣虛、肺氣虛、腎氣虛，所導致的疲勞各有不同，如果找不到癥結，補益也無濟於事。所以在感到疲勞、且準備改善疲勞時，首先要「捫身」自問：

　　疲勞的同時，是上樓就喘？

　　疲勞的同時，是頻繁感冒？

　　疲勞的同時，是腰在空空地疼？

　　疲勞最容易出現在炎熱的夏天之後？

　　常疲勞的你，是個胖子？

　　天氣再嚴寒，妳是不肯多穿衣、怕遮掩身材的女孩？

　　這些附加條件，往往決定著你到底屬於哪個臟腑器官的疲勞，釐清這些，對疲勞的改善，才能「有的放矢」。

　　很多人都在尋找能不衰老、不疲勞的秘訣，這個
秘訣就是：順其自然！只是這個「順其自然」，不是「想
幹什麼就幹什麼，想吃什麼就吃什麼」的任性，而是
讓我們的身體遵從自然規律。

　　這個自然規律包括不過度疲勞、也不過度安逸；
不過飽也不過饑、不過涼也不過熱；不過分講究也不
過分將就、不過分好強也不過分懈怠……只要把握了
這個「度」的分寸，其他的名醫名方、藥補食療，就
都變得次要了，不過是你違背自然之後的補救措施罷
了。

第一章

你為什麼會疲勞

如果你總是感覺到疲勞，一定要搞清楚疲勞的根本原因，不要草率地用「慢性疲勞症候群」或者「亞健康」來敷衍自己，以免疾病到來時措手不及。

　　對疲勞的忽視，最終可能釀成不可挽救的後患，慢性疲勞症候群患者，大部分會肝氣鬱、脾氣虛，治療的時候，需要攻補兼施。

疲勞就是身體準備請病假了

　　中醫學講「脾主肌肉」；因此脾氣一虛，從身體的橫紋肌到內臟器官的平滑肌，都會無力，疲勞自然是隨之而來的事。當我們為謀生、為學業而勞心過度時，脾氣會因此受損，胃口不好、口淡無味、肌肉無力等疲勞症狀便也出現了。

　　心理壓力過大、心氣虛的時候，就是大腦皮質這人體最高中樞失常時，它對自主神經的調節就會出問題，導致身體出現消極、抑制狀態的副交感神經占上風；和真正的勞累致虛相比，這種失調導致的疲勞，是種「閒出來」的疲勞。

累出來的疲勞

　　如果一個人始終處於迎接刺激的備戰狀態中，對

身體會是極大的消耗。很多「過勞死」的人，生前就處於這種持續的緊張中，這種耗損引起的疲勞就是真病了，非重視不行，要休息，甚至要進補，抑制其興奮。比如心臟猝死之前，疲勞應該是最典型、最常見的前兆，它提示你心臟功能不支，沒力氣泵血，要休息了；如果這時候你去醫院做個檢查，可能就可以躲過一劫了。遺憾的是，很多人沒有將疲勞當回事，畢竟疲勞沒有突然摸到的腫塊或襲來的疼痛那麼直截了當指明疾病，所以很難引起大腦的重視。

疲勞是一種身體的感受，一出現就是在向大腦示警：「我病了，我累了，要請假幾天。」但是這種警報有真也有假。

真的疲勞，是身體確確實實被消耗

當一個人總是處於交感神經興奮的狀態時，就可能真的被累倒。我們習慣把很多不能確診的病症，歸結為「自主神經紊亂」。自主神經是會自作主張的，比如一個害羞的人，就算拚命控制自己「別臉紅、別臉紅」，也沒有用，他的自主神經總是把他害羞的一面，

最快地暴露出來。

　　自主神經是不以你的意志為轉移的，自主神經又分為交感神經和副交感神經。交感神經一般在白天值班，負責調動身體的興奮度，使人處於一種積極的應對狀態中，心跳加快、血壓上升、出汗、口乾……你可以想像一下：開運動會賽跑時，站在起跑線上，等待那一聲發令槍響的感覺，肯定緊張得都能聽到自己的心跳聲，那就是交感神經極端興奮的狀態。一個人必須要有這種可以興奮的能力，才能在危急時刻，調動全身潛能去應對，否則就只能束手就擒了。

有兩種人最容易受到疲勞的傷害

　　一種是習慣疲勞的「老病號」，他們的生活品質很差，甚至已經忘記了、不疲勞是一種什麼樣的狀態？

　　一種是「初嘗疲勞的年輕人」，他們總覺得睡一宿覺就能解決問題，而他們尚且壯實的身體，也確實可以彌補疾病之初的身體損傷；但是對疲勞的忽視，最終卻可能釀成不可挽救的後患。

閒出來的疲勞

嘴裡沒味兒、口淡、疲倦、乏力等症狀，都是副交感神經功能偏亢的表現，同時也是中醫脾氣虛的表現。也就是說脾氣虛時，副交感神經是處於上風的，人就會想通過吃刺激性食物，來改變口淡的感覺。

嬌氣，一動就累，是閒出來的疲勞

報假警示的疲勞，就是閒出來的，看著是疲勞，其實是懶。這是因為本該在夜裡值班的副交感神經，在白天興奮了，就會使人變得慵懶和懈怠，提不起精神。但是這種懶也是神經失調的結果，也屬於一種病態。

副交感神經的作用和交感神經的作用正好相反，它可以保持身體在安靜狀態下的生理平衡，一般在天黑之後工作。作用首先是使心跳減慢、血壓降低，促進肝糖原生成，儲蓄身體的能量，並且節省不必要的消耗……總之，人處於安逸、鬆懈、放棄競爭的狀態時，就是副交感神經發揮作用的時候。

偏於「副交感神經興奮型」的人

有的人生來就有一種慵懶的氣質，生活中總是優哉游哉的，在體質上可能會先天偏於「副交感神經興奮型」，他們很少像「交感神經興奮型」的人那樣熱情洋溢、全心投入，他們的神經類型對身體能量天生就有一種保護和節約作用。但是，這並不能使他們減少疲勞感，原因是──

當副交感神經興奮時，很多神經遞質的分泌也隨著增加，人對疼痛、刺激的感受將變得更加敏感，身體的感受被無形放大，人變得很嬌氣，一動就累，提不起精神做事，早上很不願意起床……這些總是讓人和意志脆弱聯繫在一起的症狀，其實是體質問題，也可能是後天功能失調導致的偏頗，但都是因為副交感神經過於興奮所造成的。

　　在北京，喜歡川菜的人越來越多，貪的就是辣椒的刺激。很多人從我的另一本書《不上火的好生活》中，明白了辛辣可以上胃火的道理後，仍然告訴我：「就算冒著上火的危險，也還是抑制不住地想吃，而且越吃越辣，非此就不能解饞。」這種口味的變遷，和副交感神經占上風也有很大關係。為什麼脾氣虛、副交感神經占上風、感覺疲勞的人越來越多呢？這和現在越來越多的人「勞心勞神、精神壓力大」，有很大的關係。

　　在中醫學五行中，「火」生「土」；心屬於火，脾屬於土，也就是說心是脾之母。勞心就要耗傷心血、心氣，心虛了，脾肯定也要受影響。所以當勞心過度時，比如要緊張地備考、要設法晉升到更好的位置，就要勞心，脾氣就會因此受損。首先會胃口不好、茶飯不思，繼而脾氣虛，副交感神經占上風的系列問題接踵而至，比如口淡、肌肉無力、疲勞等等。人們吃辣也好，在飲食中追求刺激也罷，都是本能地想通過味道的刺激，改變副交感興奮帶來的抑制和乏味，也糾正一下味覺的疲勞。

越有「心」，越疲勞

　　孩子、智者和失智者，之所以不容易覺得累，就是因為他們或客觀或主觀地丟掉了心，沒有過分用腦，也就沒給上層領導瞎指揮的機會。不要小看這種擺脫領導瞎指揮的效果，不僅可以消除疲勞，有時甚至可以治癒絕症。

　　有些人，原來做普通員工的時候很壯實，永遠充滿活力，很少感到累。後來被提拔做了領導，雖然不用像過去那樣耗費體力、事必躬親，可以坐在辦公室「勞心者治人」了，卻比做員工時還容易疲倦，這種轉變其實是精神緊張而導致自主神經紊亂造成的。

負責我們思考的是大腦皮質，它就是人體的「最高領導」，也直接管轄作為「下屬」的自主神經。思考太多的時候，大腦皮質就先疲勞了，被累糊塗了，於是開始遷怒，使作為下屬的自主神經功能失調，本來該在天黑之後工作的副交感神經，卻在白天占了上風，於是就有了疲勞、慵懶等副交感神經興奮的表現。

　　如果拿現代人和以前的人比，現代人普遍像坐在領導位置的勞心者，因為現代人獲得的資訊太多了，欲望、雜念也就隨之增多，每天不斷地勞心，使他們的自主神經功能更容易紊亂，就給了副交感神經更多的占上風的機會，所以現代人會經常抱怨累。

　　我們可以來看看三個不知疲倦的例子：一個是孩子；一個是高僧；一個是有智力障礙或精神失常的人。

　　帶過孩子的人都知道，成年人一定想要控制孩子的運動量，因為他們只要玩瘋了，就會忘記疲勞，甚至會過勞，把自己累壞。高僧也不知道累，他們風餐露宿，粗茶淡飯地雲遊四海，所謂「苦行僧」嘛，他

們的身體都比常人結實，更是耐苦、耐勞。大腦受傷或失常，他們不僅沒有累的感受，甚至對身體的傷害也沒有感覺。

這三種人的共性就是，他們或者是「沒心」，或者是可以「不用心」，平常人隨時會動個不停的心思，對於他們是不存在的。

中醫的心，不全然是心臟，還包括思維

中醫的五臟很有意思，在心、肝、脾、肺、腎中，除了心之外，其他四臟都有帶「肉」之意的「月」部首的偏旁，這就說明，它們是有固定的器官所指，是形而下的存在。唯獨心，沒有「肉月」偏旁，這就說明，中醫的心，乃至中國人習慣中指的心，不全然是形而下的心臟，還包括形而上的思維，也就是負責思考的大腦皮質。

大腦皮質如果到了疲勞的狀態，就是一個人的「心

累了」，就會「瞎指揮」，就會干擾身體的協調，人就感到包括疲勞在內的一系列不適。

有腫瘤研究者發現，在研究治療的腫瘤病人中，有的人先得了腫瘤，後來又罹患精神分裂症。這本來是雪上加霜的雙重不幸，卻帶來意想不到的結果——多年之後，同時被診斷患腫瘤但精神正常的人，大多因沒能戰勝腫瘤、熬過放化療的損傷而死亡；而那些瘋了的腫瘤病人，雖然精神依舊不正常，但他們的腫瘤卻意外地消失了。

為什麼能有這個奇蹟？就是因為精神分裂的人，沒有「心」了，他們的大腦皮質不能再像正常人那樣發愁、憂慮、哀傷、抑鬱，這些會直接影響身體功能的「瞎指揮」都不復存在，身體的本能便得以自然彰顯、自我修復，於是便有了我們心事重重時不可能出現的奇蹟。

絕症尚且如此，何況疲勞？所以，雖然我們不可能為了身體的存在，卻又想謀求思維的消失，也不太容易達到高僧的忘我、無心的狀態，但讓自己的心事

少一點，遇事少動心，心就不會那麼累了，身體的累，
自然而然也就消減了。

「亞健康」與「疲勞症候群」

　　人是不可能一輩子都處於「亞健康」狀態的，如果不加控制，早晚會和心肌梗塞、癌症等重症碰面。所以如果你總是感到疲勞，千萬別用「慢性疲勞症候群」或者「亞健康」來敷衍自己，一定要搞清疲勞的根本原因，以免疾病到來時措手不及。能感受到疲勞，從某種意義上來說，其實是件好事情，說明你的身體還沒有被損傷和消耗麻木。

　　我有個朋友，患有十幾年的慢性肝病，始終沒能得到控制。肝病是最容易引起疲勞的，因為肝病會導致貧血，血虛就不能養筋和肌肉了，所以肝病病人比其他慢性病人都容易疲勞。但是到後期的時候，這個病人已經麻木了，去看中醫，醫生總是要問感覺，他每次都回答得很模糊，甚至沒有那些雖然病情不重、

但卻嬌氣之人抱怨疲勞的次數多。無奈的是，他已經習慣了、或者說耐受了這種長期的疲勞，這使包括他的家人在內，都沒能給他的身體足夠的重視，對預後也沒有足夠的心理準備，最終的不治，使大家始料未及。

已經習慣了、或者說耐受了這種長期的疲勞，在年輕人、身體一向較好的人身上也容易出現，他們倒不是因為麻木，而是因為身體有很好的代償功能，彌補了一方面的虛弱或不足。

比如我們的一根血管堵塞了，身體為了自救，會在旁邊長出一根新的血管，形成能救命的「側支迴圈」。身體好的人，無論是側支迴圈的建立，還是其他彌補能力都很強，所以等他們抱怨累的時候，往往就是連這種儲備也耗竭的時候。

很多猝死的年輕人，去世時才 30 歲左右，大家都百思不得其解，因為之前他們並沒有覺得心臟不舒服，

包括體檢時，心電圖也是正常的，怎麼好端端的就猝死了？其實就是因為這些人年輕，心臟的功能好，對一些問題可以代償，所以感受不明顯；如果是老年人，同樣的損傷，症狀早就表現出來了。

心電圖，只能檢查出心臟是否有異常放電

至於心電圖，只能檢查出你心臟是否有異常放電，如果做心電圖的時候，正巧有病的心肌沒有異常放電，那麼即便你的心臟早就有問題，心電圖也完全可以是正常的報喜不報憂。有個調查很能說明問題：通過冠狀動脈攝影被證實有冠心病的病人，可能之前都做過普通的心電圖，但會有 50% 的人被告知：「心電圖正常。」對此我們後面還要詳述。

如果一個心臟猝死被搶救回來的人，仔細回憶的話，都會想起之前非常疲勞，上樓會感到累、氣接不上，只是這些都沒讓他把疲勞和一個要命的病聯繫起來。因為疲勞的感覺實在太常見了，所以人們很容易忽略背後的隱患，特別是當醫學上有了「亞健康」和「疲

勞症候群」的概念後，疲勞更像一個筐，可以把尚未
弄清真相的問題全部裝進去。

　　事實上，「慢性疲勞症候群」是一組原因不明、僅
僅以疲勞為主症的症狀。按照它的診斷標準，研究者
發現，真正能診斷為慢性疲勞症候群的人為數不多，
因為要在排除各種引起疲勞的隱患之後，才能下結
論。而且真要是被診斷出得了這個病，反倒不會像真
的疲勞那樣，馬上危及生命，因為這種人「典型表現
就是慵懶」，所以也就沒了勞累的機會。因此，人們順
口說出來的「疲勞症候群」，其實基本上都是誤解了這
個病，把不能解釋的疲勞都裝進了這個筐裡而已。

　　至於「亞健康」，也不過是一個對疾病的「等待和
過渡」狀態，是一個「緩刑期」。人是不可能一輩子都
處於亞健康狀態的，如果不加控制，早晚會和心肌梗
塞、癌症等重症接軌。

　　所以說，如果總是感到疲勞，千萬別用「慢性疲勞症候群」或者「亞健康」來敷衍自己，一定要搞清疲勞的根本原因，以免疾病到來時措手不及。

肝鬱脾虛，易感疲勞

　　有人說慢性疲勞症候群，有點像我們過去熟悉的神經衰弱，其實不無道理，因為這兩種病有一個共同的特點，就是查不出毛病，但人總是覺得疲勞，渾身不舒服。

　　美國疾病管制中心，對慢性疲勞症候群的診斷標準做了修訂：

　　一、病人出現了持續，或者反覆發作達半年以上的疲勞，而且這種疲勞不是因為過度勞累，或營養不良造成的，但是確確實實感到很累，影響到了正常生活。

　　二、病人還可能伴有譬如愛忘事、咽喉疼痛、腋下淋巴結腫大，還可能出現睡眠上的障礙，或者頭痛、肌肉痠痛、運動後疲勞不容易緩

解等等。

慢性疲勞症候群得在這兩個條件都具備，而且同時排除了其他疾病的時候，才可以拿慢性疲勞症候群來說事。至於為什麼會發生這個病，至今學者們還存在爭議，有的人說慢性疲勞症候群是感冒之後開始，說明和感染有關；還有人說是因為心理因素、壓力太大導致的，有點被「壓趴下」的意思，因此就把它和抑鬱症畫上等號。因為慢性疲勞症候群確實可以出現很明顯的抑鬱感覺，而抑鬱症也可以出現很明顯的疲勞。但不管哪種猜測，其實簡而言之是「查不出問題的疲勞」，真正意義上的「無病呻吟」。

查不出問題的疲勞，最容易在中年女性身上出現，這和她們的身體消耗大、情緒變化大、生活壓力大、感覺又比較敏感有直接關係，所以多半會有「肝鬱脾虛」。

北京中醫藥大學對慢性疲勞症候群進行研究發現：

慢性疲勞症候群的患者，屬於「肝氣鬱、脾氣虛」的比較多，這也是中年女性最常見的問題，所以中醫才有「中年責之肝」的說法。

「肝鬱脾虛」證型，從名字上就可以聽出是虛實夾雜的問題。虛是指脾氣不足，營養物質達不到，所以身體會有疲勞感；同時這種人還經常伴有胸悶憋氣、情緒低落，這是精神壓力所致，治療的話要攻補兼施：

- 用「加味逍遙丸」來疏肝，配合「人參健脾丸」來健脾。
- 如果是氣血兩虛比較明顯，可以把人參健脾丸改成「人參歸脾丸」。
- 如果偏於濕重，舌苔比較厚，胃口也不好的，就用「逍遙丸」加上「香砂六君子」，既能疏肝，又能去濕。

總之，就算病人疲勞得很嚴重，也不能單純給補藥。

西醫對慢性疲勞症候群的治療，其實和中醫一樣，也不提倡靜養，而是要適當地運動，激發人體的活力，讓使人體處於安逸、放鬆乃至懈怠狀態的副交感神經

下班，使身體興奮的交感神經開始工作。俗話說「人越待越懶」，就是這個道理。

淋巴結腫痛，需要認真追究原因

淋巴結的腫痛，要認真追究原因；一般情況下，淋巴結的腫痛應該和淋巴結局部出現感染有關，比如牙齦發炎了或者嗓子紅腫了，下頜甚至頸部的淋巴結就會腫大，而且往往摸著會痛，如果去醫院化驗，就會發現血液中的白血球也偏高，這是淋巴結在增兵抗炎！如果沒有感染，哪兒都沒有發炎，但有淋巴結腫大，而且摸著不痛那就要小心了。

特別是左邊鎖骨上的淋巴結腫大，而且又有胃病史的人，在腫大的同時體重也在減輕，就一定要檢查胃了，因為胃部腫瘤症狀之一，就是左側鎖骨上淋巴結的腫大。

　　我認識一個病人，他左側鎖骨上淋巴結腫大兩年多，而且經常發燒，但是胃部檢查沒有問題，連腫大的淋巴結都做了病理檢查，居然也沒發現異常。原本以為平安了，誰也沒料到最後還是出了問題。他脖子上的淋巴瘤其實是「何杰金氏瘤」，是淋巴瘤裡惡性程度不高的一種，但如果不加以控制，後果也可以很嚴重的。從他的案例我們可以得到教訓，淋巴結腫大和低熱同時出現的話，是不能一股腦兒地都推到慢性疲勞症候群上去的。

第二章

最容易衰老、疲勞的四種人

女性、胖子、勞心者和心氣虛的人，是最容易衰老和疲勞的四種人。

　　女性疲勞離不開氣和血的問題，補氣養血是改善疲勞的根本；胖子不僅脂肪多，體內還有不少髒東西，在補腎的同時，不能忽略了去汙；用腦過度可能引發頭痛、腰痛，勞心者宜常備「人參歸脾丸」；心臟疲勞的後果可能是致命的，防心臟意外，不妨試試雲南三七或藏藥紅景天。

女性天生易疲勞

　　四十歲以後的女人，面容之所以會變得胖胖脹脹的，和甲狀腺素的減少有關。甲狀腺素是人體的活力素，類似「陽氣」、「火力」的作用。火力不足讓東西代謝不出去，堵塞在皮膚中就會使面容變形，堵塞在身體裡，就會導致高血糖、高血脂、高血壓的三高問題。

女人的另一種疲勞是因為血虛

　　中醫的「血虛」比西醫說的「貧血」要寬泛，因為其中還包含了「氣」的含義。妳做檢查時可能發現沒貧血，但還是覺得疲勞，這說明雖然妳的血細胞一個都不少，但氣不足，功能不夠。所以，治療女性的疲勞，即便不貧血，只要屬於中醫的血虛，仍舊需要

氣血雙補。

十個女人九個瘀

如果非要在大冷天穿短裙，那不妨學學日本人，在肚臍上貼驅寒的膏藥。這種膏藥自己就能做，熱力溫和的可以將生薑搗碎，敷在肚臍上，外邊貼張乾淨的紗布覆蓋固定；熱力大點的，可以取附子 19 克研末，用黃酒調好之後敷在肚臍上，也用乾淨紗布覆蓋固定。但用的時候要隨時注意臍周皮膚的變化，不要刺激太大傷到皮膚。

瘀血使女人感到疲勞

我有一個女性朋友特別惜命，幾乎到了疑病的程度，發現有點不舒服，就先想到最嚴重的後果。有一次她覺得肚子痛，而且她自己可以判斷這種疼痛不是來自消化系統。當時報紙上正有年紀輕輕就被卵巢癌奪去生命的報導，而卵巢癌沒有典型症狀的特點，讓她更加憂心忡忡。於是她馬上去了醫院，找熟人做了個超音波檢查，卻沒發現任何問題，醫生也沒法開藥。

　　從那時候開始，她越來越明顯地感到肚子痛，而且有下墜感，站久了更加明顯；嚴重的時候，切個菜之後都必須躺一會兒才能緩解。莫名其妙的肚子痛，莫名其妙的疲倦……在她這個疑病症患者的心中，足以被懷疑成婦科腫瘤，結果經中醫婦科醫生看診後，找不到原因的各種症狀才被「盆腔瘀血症候群」一一解釋了。

　　女性似乎比男性更容易疲勞，但這不完全是女性先天體質弱的問題，很多是後天導致的，比如受涼和流產。這兩個看似和疲勞扯不上邊的問題，卻是導致疲勞的關鍵因素，因為會造成一種聽起來較陌生的疾病「盆腔瘀血症候群」，且帶來無法解釋的疲勞等一系列問題。

　　人體三分之二的血液是集中在腹部的，所以生活經驗豐富的老年人，即便是夏天睡午覺，也要在肚子上搭條毛巾被，就是怕受涼。但是，這種養生之道很少被現在的女孩，特別是愛美的女孩重視，盆腔瘀血就成了普

遍的問題，以至於說「十女九瘀」一點也不為過。

　　當瘀血成了現代女性最常見的疲勞原因，導致疲勞的代謝廢物，無法通過血液的順暢流通而排出，血流不暢，代謝廢物就會積存在體內，疲勞自然就加重了。最初可能只是覺得累，坐久了、站久了更明顯，繼續追問會發現她們的肚子、腰，都不舒服，甚至頭痛、煩躁、易怒，會不自覺地發無名火，這種很像「經前緊張」的現象，卻不一定只出現在月經之前。

　　這種情況如果去檢查，也不會發現有什麼子宮肌瘤等婦科相關症候群的問題，但是一摸肚子，馬上就覺得兩側有明顯的壓痛，盆腔、下腹部墜脹痛，連帶著大腿根和髖部都會痠痛無力。很奇怪的是，她們即便是很認真地吃蔬菜、水果，仍舊有避免不了的便秘現象，而且一般通便藥也不能根治。

　　有的人還會有痛經現象，特點是在月經前數日，就開始下腹痛、腰骶部痛或盆腔內墜痛，並隨著月經來潮的臨近，逐漸轉為痙攣性疼痛，到月經來的前一天或第一天最嚴重，月經第二天後明顯減輕，舌頭的

質地會偏暗，有時候還能看到瘀斑。凡此種種，都和瘀血有關，也和女性盆腔靜脈的構造有直接關係。

　　一般人體中每兩三條靜脈，伴隨一條同名動脈，但女性盆腔裡的卵巢靜脈可多達五到六條。而且盆腔靜脈較身體其他部位的靜脈壁薄，缺乏彈性，很容易形成眾多彎曲的靜脈叢，就像一個水網相連的沼澤一樣，能夠容納大量迅速流入的動脈血，盆腔的血流也因此容易緩慢、停滯，特別是受涼之後，血「遇寒則凝」的特點，在女性的盆腔表現得更加明顯。

　　如果站、蹲的時間過久，盆腔靜脈壓力會持續升高，盆腔的瘀血就加重，症狀也加重。平臥之後壓力減輕，症狀也會減輕。所以總是感到站久了就疲勞，肚子發墜的女性朋友，要想到有沒有盆腔瘀血的可能。

　　盆腔中有膀胱、生殖器官和直腸，這三個系統的靜脈叢彼此相通，由於缺少瓣膜，三者間任何一個系

統的循環障礙，都可能影響到其他兩個系統。所以，有盆腔瘀血的人，可以自己看看耳朵上的耳穴，肯定會在「盆腔」、「子宮」、「直腸」、「便秘」，這幾個點上同時發現明顯的變化，或者脫屑、長小痘痘。

　　耳穴是人體的全息圖，能從很小的局部，在一定程度上反映出人體的全貌。從耳穴的穴位中，盆腔、子宮、直腸、便秘，這幾個點離得很近，說明盆腔的瘀血可以影響到盆腔的各個器官，包括婦科的子宮、卵巢等，還有直腸，所以盆腔瘀血的人肯定是要發生便秘的。

盆腔有瘀血，最好「臥如弓」

　　中醫講女性的瘀血，有「氣鬱血瘀」和「寒凝血瘀」兩種。

氣鬱血瘀

　　氣鬱一般和情緒有關係，除了有瘀血的症狀外，月經來前還會乳房脹、心煩，容易發脾氣，甚至每個月還會發作一次「神經性頭痛」，這種人適合在月經前

一個星期，就開始吃婦科「得生丸」，每次吃一丸，每天吃 2 次，一直吃到月經來的時候再停。和這個藥作用類似的是「七制香附丸」，是水丸，也每次服 6 克，每天吃 2 次，但這個藥的藥性有點燥熱，如果本身已經有點上火，就要謹慎使用了。

寒凝血瘀

對於因寒而引起的血瘀，最合適的是「艾附暖宮丸」加「益母草膏」。艾附暖宮丸專門治療下焦虛寒，對本身就手腳不溫、體質很弱、肚子發涼，來月經時腹痛而且顏色很暗的人特別適用；益母草膏則可以增加化瘀的作用。這兩個藥也要在月經來之前一個星期開始服用，通過改善虛寒狀態來祛除血瘀。注意在服藥期間下身的保溫很重要，不能一邊祛著舊寒，一邊添著新寒。

在不知道盆腔瘀血的問題之前，很多人會把便秘歸

結為「上火」，會吃去火藥，但是會抱怨去火藥不管用，因為屢屢失效。這其實不是去火藥的問題，而是她們吃錯了，便秘不是上火導致的，而是因為血瘀、血虛。

血瘀、血虛，要治療應該用溫藥，在下肢保溫的基礎上可以吃點桂枝茯苓膠囊，或者大黃蟲丸，是可以化解這種血瘀。當歸是治療婦科問題的常用藥，在中醫婦科方劑中有「十方九歸」的說法，也非常適合治療女性便秘。便秘女性的虛往往比瘀更重一些，當歸的通便作用不比大黃差，而且可以補血，對根治血虛便秘再合適不過了。不過當歸的味道比較特殊，加在食物中可能不容易被接受，所以最好是泡水喝。

養生方　當歸茶

材料：當歸粉 10 克。

做法：當歸粉直接泡水當茶飲，也可稍微煮
　　　開後再喝，成分的滲出更好。

　　除了藥物外，正確的睡眠姿勢對盆腔瘀血也有很好的防治作用。既然盆腔的靜脈彈性不足，就需要通過姿勢、體位來幫助血液流動。臥床休息或睡眠時，不同的姿勢對消除疲勞、改善盆腔瘀血有不同的效果。

　　從力學的觀點來說，仰臥位時，盆腔大部分靜脈的位置均低於下腔靜脈，其靜脈壓力較站立或坐著時減低不少；側俯臥位時，減少得就更明顯了。所以，古人有「站如松、坐如鐘、臥如弓」的名言，曲腿側臥位就是「臥如弓」，非常適合盆腔瘀血的人採用；至少在開始入睡時採用這個姿勢，久而久之習慣了最好。

　　別忘了，還要十分留心腰部的保溫，最好穿一件長過腰的睡衣，避免在夜裡再次受寒。

不瘀血的保健法

　　過去盆腔瘀血多和多產史、輸卵管結紮術有關，

現在這些問題都消失了，但患盆腔瘀血的女性還是頻繁出現，這就和受涼、流產手術有關係了。

　　現在的中醫婦科醫生，把引起女性婦科問題的主要原因歸結為受涼，他們每天要解決的是「冰山美人」造成的後果。但愛美的女人們總覺得：「日本和韓國比我們的氣候還冷呢，那兒的女人穿得比我們還少呢！」這種想法實在是東施效顰。

　　日本的富士山是活火山，因此日本的地氣很熱，要不然他們就不會有吃生魚片、生牛肉等涼食的習慣，那是為了平息身下的蒸蒸熱氣。我的同學在日本開中醫診所，她回來說，你看著日本女孩冬天也是輕便、短少的穿著打扮，其實她們大多會在肚臍上貼個膏藥，讓溫和的藥性透過肚臍吸收進身體，因為她們知道受涼會帶來麻煩。至於韓國，他們是地熱取暖，看韓劇就能發現，人們往往一進屋子就席地而坐，這至少能保證當天受的寒氣當天解決，這都是中國女性不能比的。如果非要在大冷天穿短裝，那不妨學學日本人，在肚臍上貼驅寒的膏藥。這種膏藥自己就能做，如在這章一開始「十個女人九個瘀」那節所介紹的。

　　對這類女性來說，有一個最合適的食療方：薑湯，以生薑為材料，做法極簡單：生薑切絲煮沸後加紅糖，每天喝 2 次。這種溫性的藥茶，有潤物綿長的作用。只要是有血瘀的女性，無論做菜還是泡茶都可以儘量多用薑，薑是食物中最能通過溫化寒濕去血瘀的，包括我們沏的紅茶，也可以加幾片生薑，味道一樣是很好的。

　　我還要向血瘀的女性朋友推薦一種很好的早餐「醪糟雞蛋」：醪糟是用糯米發酵製成的米酒，本身有溫補的作用，有人坐月子時習慣吃它。有寒、有瘀，乃至血虛的女孩服用，既可以保證蛋白質供應，又有驅寒的作用。

養生方　　醪糟雞蛋

材料：醪糟 3 大勺，生雞蛋 1 個。

做法：先將醪糟煮滾，打入雞蛋一起燉熟，
　　　　每天早晨食用。

女人疲勞，貧血是常事

人的下眼瞼邊緣，正常情況下應該佈滿細密的血絲，是紅色的。如果發現自己經常疲倦、頭暈，眼瞼邊緣不是紅的，而是粉白的，從蹲著或者坐著站起來的時候，頭暈得厲害，甚至嘴唇發白，那就真的有貧血的可能。

下眼瞼顏色發白是貧血的提示

我捐過一次血，在捐血回家的車上，居然說著話就睡著了，長這麼大都沒那麼疲倦過。我知道這種疲倦是突然缺血造成的，雖然我在捐血前喝了水，喝了牛奶，但只能保證不減少血容量，而其中所含的紅血球、血色素肯定是減少了，通俗地說就是「血稀」了。

我們所說的貧血，就是指血液中的紅血球、血色素數量減少了，而這兩種東西都是用來背負氧氣的，相當於血管中的運輸工人，會因為捐血，或者失血、營養不良而減少。背負氧氣到全身各部位的工人少了，各個器官的功能都會因為缺氧而改變，最先出現的就

是疲勞感。肌肉供血不好了，自然會軟弱無力；大腦缺血了，自然會感到困倦；血稀了，裡面的有效成分少了，心臟就要多工作，多泵幾次血，還會感到心慌。

有三種情況的疲勞，應該想到貧血：

一是女性；二是人很瘦弱；三是疲勞的同時頭昏、心慌、注意力不集中。

女性之所以貧血發病率高，和月經、懷孕、分娩的生理過程有關係，其中月經引起的貧血往往是在不知不覺中發生的，特別是青春期的女孩，如果她們的月經過多或者月經期過長，血就會在不知不覺中慢性損失，如果去醫院檢查，大部分會被診斷為「功能性子宮出血」。

按照正常規律，月經期是 2-5 天，一般情況下，第一天血量不多，第二天、第三天會增多，以後逐漸減少，直到經血乾淨為止。第一天子宮內膜脫落剛剛開

始，第二天、第三天子宮內膜脫落增多，子宮受到刺激，加強收縮，把大量經血排出去，所以月經量會增加。

　　月經量的多少因人而異，一般的經驗是每天換 3-5 次衛生棉算正常。如果經血量過多，換一次衛生棉很快又濕透，甚至經血順腿往下淌，這就不正常了。有人經血乾淨了以後，過一兩天又來了一點，俗稱「經血回頭」，這不是病，而是一種正常現象。但如果經期長達 10-20 天，月經淋漓不盡就要注意了，有人因為習慣了這種週期沒當回事，貧血就在不知不覺中發生了。

　　因月經過多而貧血的，一般都是青春期的女孩，因為她們的內分泌還不穩定，卵巢功能尚未完全成熟，這時候的月經一部分是屬於「無排卵性」的。因為沒有排卵，也就缺少孕酮，子宮內膜只能處於增殖期，而不能達到完善的分泌期，所以子宮內膜容易脫落不完全，從而影響子宮的收縮，造成經血過多。除了對症治療之外，醫生肯定會告訴妳：「別著急，長大後情況就好轉了。」也就是說等到發育成熟，能按月排卵，各種激素的分泌均衡了，出血量就會減少。

治療婦科講究「青年責之腎，中年責之肝」

中醫治療婦科疾病很講究「青年責之腎，中年責之肝」。

腎，在中醫所指是生殖系統，對於女孩的月經問題，中醫一般建議要補腎，使內分泌儘早穩定。等生殖機能趨於成熟，月經造成的失血量得以減少，貧血、疲勞的問題也就解決了。

到了中年，女性的月經問題則往往是由於「肝氣鬱」，因為這個階段的精神壓力大，引起情緒不好的因素也多，不光是月經出問題，年過四十仍舊長青春痘的也大有人在，只是這已經不是因發育不成熟，不是腎虛，而是由於肝鬱造成的；所以治療往往不用補，而是通過疏肝來解決。

女孩由於月經失血造成的貧血、疲勞，用「八珍

益母丸」治療是最合適的。八珍，指的是八種具有補氣血作用的中藥，其中四珍是補氣的「四君子湯」，包括人參、白朮、茯苓、甘草；另外四珍是補血的「四物湯」，包括當歸、白芍、川芎、生地。八味藥組合起來，就是個氣血雙補的好方子。更重要的是加了化瘀的益母草，畢竟月經是有損傷的，補而不留瘀非常重要，益母草針對子宮的化瘀作用，可以使那八味補藥盡情發揮補益作用而沒有後患。

現在很多女孩中午不吃飯，就在自己公司的附近找個粥店喝粥，吃得很清淡，但長期如此會導致氣血虛，如果一定要喝粥，不妨點個龍眼肉粥、菠菜豬肝粥，在保證清淡的同時不虧氣血。

女人補血，要先補氣

有的時候人感覺疲勞，也有貧血的症狀，但去醫院體檢，卻沒有明顯的貧血指標。或者即使有點貧血，指標也不是差很多，在貧血的標準上下；但仍舊覺得累，這個時候的疲勞就要想到「氣虛」問題。

氣，是中醫獨有的概念

簡單地概括就是「功能」和「能量」！人死了，俗話會說「沒氣了」，而不會說「沒形了」。雖然人可以「瘦得脫形」，但和「沒氣了」比起來，還是後者更嚴重。對於生命來說，功能、能量比形態、結構更重要。如果一個人氣虛，即便她的血細胞正常，查不出貧血，但那些紅血球、血色素是死血，不能發揮血細胞的功能，所以她可能仍舊有貧血的症狀，中醫裡這就叫「血虛」。

數年前，我陪發明排毒養顏膠囊的姜良鐸博士到北京協和醫院的加護病房，去會診一個腦出血手術後昏迷不醒的病人。姜博士是中醫內科專家，很擅長處理這種高熱、昏迷的危重病人。那病人做了開顱手術，已經把腦子裡出的血取了出來，但始終昏迷高熱、神志不清。我們去的時候，他手術刀口的血跡還在，但翻在縫合線外的皮膚卻乾枯了，變得很焦很薄，好像不是活人身上的傷疤。姜博士看了看病人的狀況，不樂觀地搖頭說：「元氣不行了，沒火力了，氣血雙虛呀！」

　　陪他一起會診病人的是協和醫院的主管醫生，他有些不解地告訴姜博士：「這個病人剛化驗的指標都還正常，並沒有貧血的跡象。」姜博士指著病人的刀口說：「就算是有血也是死血了，身體不能用，你看這裡，皮膚都乾了。」

　　就在姜博士會診後的第三天，那個病人帶著一點都沒有少的紅血球去世了。

　　可見即便紅血球一個都不少、血色素充足，但只要沒有了「氣」，指標合格的血仍舊也不能被利用，因為中醫認為：「運血者氣也，人之生也全賴乎氣……血為氣之母，氣為血之帥。」要想使全身的血動起來，由死血變成活血，一定要有足夠的氣，也就是說，器官臟腑的功能要強，要能推得動血液的運行。

　　所以如果找的是個水準足夠的中醫，他肯定不會單開補血藥，前面的「八珍湯」就是個範例，裡面有足夠的補氣藥。一個好的中醫師，他是絕對不會只讓病人吃阿膠、紅棗、桂圓，也絕對不會相信單純的補鐵，比如單吃補血劑，因為那只解決了血本身的問題，還需要有個使血能流暢動起來的「氣」。

單純的補血藥物、食物，有時候只能使人不貧血，使血細胞指標達標，結構正常，但不能改變血虛狀況。雖然指標並無異常，但就是沒精神、沒力氣，因為功能不行，有點像「有米無炊」或者「米多火小」，飯是熟不了的。

　　所以即使不貧血，只要屬於中醫的血虛，仍舊需要補血，一定要在補血藥，如阿膠、生地、桂圓之外，加上黃耆、黨參之類的補氣藥，才能使血細胞背負氧氣的能力提高。否則，就算是紅血球不少，但仍舊處在怠工或不能負力，人也仍舊會覺得疲倦。

　　除了之前說的「八珍」外，中醫還有個著名的補血方劑「當歸補血湯」，對改善女性血虛、疲勞狀態非常有效。其中只有兩味藥：一味是當歸，這是婦科聖藥，補肝血作用極佳；一味就是補氣的黃耆。有意思的是雖然號稱「補血湯」，但補氣藥黃耆的劑量，卻要5倍於補血藥當歸！這就充分說明了必須補氣，才能生血。更重要的是，有了黃耆這個補氣藥來固攝血液，

因為氣虛導致的月經過多，也會得到控制。

當歸羊肉湯

由當歸補血湯衍化出來的一個食療方，對改變女性血虛引起的疲勞也非常有效，就是當歸羊肉湯，其實這也是張仲景當歸生薑羊肉湯的家常版。這個食療方絕對比單純吃補鐵劑好，因為歸羊肉湯把人當人，把人當整體來治療，這是中醫的特點；如果只用補鐵劑，有點修車的感覺。但人不是機器，所以修起來要考慮整體，補鐵劑很可能只可以改變指標，但不可能改善疾病疲勞。

養生方　　　當歸羊肉湯

材料：羊肉 500 克，當歸 20 克，生薑 30 克，
　　　黃酒少許。
做法：・將羊肉洗淨後用刀順切成大片，放
　　　　在沸水鍋內汆燙去血水，撈出放涼。
　　　・砂鍋內加清水，把羊肉下鍋，大火

　　燒沸後，把上面的浮沫撇掉，改用
小火燉約 1.5 小時，加黃酒即可。

　　當歸羊肉湯可以從立秋之後就開始常吃，冬
天人體的消化功能是很強的，夏天消化不了的東
西到冬天都能消化掉，正是通過食補改善體質和
疲勞狀態的大好時機。

益血養顏膏

　　可以通過補血來養顏，其中的阿膠是驢皮熬製的
膠，顏色是紫色的，既補心又補腎；核桃仁長得就像
人的大腦一樣，既有補腎的作用，又有益腦的作用；
大棗，外面是紅的，裡面是黃的，可以健脾胃；黃酒
的酒力能夠促進這些黏膩膏類的吸收。每年冬天，只
要不是感冒發熱的時候，這個膏都可以長期吃，女性
會覺得疲勞減輕的同時，皮膚也有了光澤。

養生方　益血養顏膏

材料：山東阿膠 500 克，大棗 250 克，核桃
　　　仁 250 克，冰糖 250 克，黃酒少許。

做法：・桃仁打碎；大棗用水泡過去核。

　　　・把黃酒、阿膠、大棗、冰糖、核桃
　　　　仁一起置入瓷碗裡蒸熟即可。

　在小寒節氣前後的兩個月時間裡，體弱總感
疲勞的女孩都可以用此方，每天 1-2 勺，溫開水
溶化後服用。

生口瘡不代表上火，更可能是氣虛

　我認識一位在網站擔任高級主管的朋友，她每天
都在抱怨疲勞，總有歇不過來的疲乏。她手指甲上的
月牙幾乎都沒有了，而且指甲的質地也非常軟，一點
都不豐滿。每次我們見面，她都要給我看指甲上的月
牙，疲勞感越嚴重、月牙就越小。更麻煩的是，只要
稍微有點累，口腔潰瘍就開始了，而且是周而復始。

因為處在那樣的職位，不可能不操心勞神，所以口瘡老是舊的沒好完全，新的又開始了，這樣也很影響她吃東西，胃口不好，人就更虛了，一直處於這惡性循環中。

一般人都覺得口腔潰瘍是上火所致，往往把它和胃火引起的實性潰瘍一視同仁地治療，結果由此引發了更多的問題。我給很多人講過「吃牛黃解毒片、龍膽瀉肝丸吃出人命」的事，兩個病例都是女性，都因為要解決上火引起的便秘而長年在吃去火藥。女性是最關注健康的，也是最敢為自己的健康自作主張的，特別是能自我診斷、很容易買到藥解決的上火症狀。

中國的去火藥被老百姓稱為「小藥」，什麼意思？就是隨時可以吃，可以解決小毛病，不會出現大問題的小偏方；結果問題就出在這裡。名醫祝味菊在他寫的《傷寒質難》中呼籲：「久服寒涼者，如飲鴆蜜，只知其甘，不知其害，亙古以來，死者如麻，茫茫浩劫，良可痛也。」這段話的意思就是說，能去火的「小藥」，是可以挫敗身體的元氣而殺人的！

前面提到那兩個吃去火藥去世的女性，一個因為

肝功能衰竭出現了腹水；一個最後腎衰竭，患上了尿毒症。兩味去火藥都是經典，先人安全地使用了幾百年，為什麼唯獨她們吃出了問題呢？顯然錯不在去火藥而是在於濫用，不僅沒治好病，還傷了自己。為我那好友隨便吃去火藥的事，我和她提過很多次，她心裡其實也明白，但實在是被不斷發生的口腔潰瘍搞得不勝其煩，而且她覺得每次去火藥吃下去，潰瘍確實能好一點。很多復發性口腔潰瘍的人都有這個感覺，因為每次復發，雖然不是因為上火，不是因為急性炎症引發，但總會併發一點局部的炎症，去火藥起的效果就是把局部的、表層的一點點炎症消了，但病的本質並沒有改變。

　　復發口腔潰瘍的本質是和疲勞同出一轍的「虛」；氣虛！氣虛需要的是整體調節，不是「去火」，而是「補氣」。什麼時候疲勞程度減輕了，潰瘍的發作頻率就會減少。

　　很多做過放化療的人，也會出現口腔潰瘍，而且很嚴重，他們的身體一般都很虛弱，肯定比正常人更易疲勞，哪還有火可上？其實，他們的口腔潰瘍就是虛引起的，人虛了，免疫力就降低了。包括治療口腔潰瘍最權威的西醫北京大學口腔醫院，也會用原來作為驅蟲藥的左旋咪唑 (Levamisole)，這個藥後來被發現有很好的免疫調節作用，用在不是因為上火引起的復發性口腔潰瘍效果很好，類似於中藥，要調節全身的陰陽平衡才能起效。

辨認是「實火」還是「虛火」很簡單

　　第一，發生口腔潰瘍的同時，有沒有感到疲倦？第二，口瘡的發生，是不是能和一些辛辣、易使人上火的食物扯上關係？一般的實性口瘡，都可能和一頓或者一段時期過於辛辣、燥熱的飲食有關係。如果飲食始終很清淡，並沒有吃什麼上火的食物，而且和我的這個朋友一樣，根本沒做什麼體力勞動，每天都坐在辦公室，還總覺得累，口瘡頻發，那就要吃補藥了。這種治療思想來源於《黃帝內經》中的治療準則：

勞者溫之、損者溫之。

　　「勞」和「損」，是指勞累對身體的損傷，只是以前是勞力，現在是勞神。勞神之損肯定大於勞力之損，否則不會隨著經濟發展和文明程度的提高，現在的人比過去的人還要虛！而且很多人除了疲勞、口瘡等，還有很多反常規的現象，比如頭痛，竟然會發生在兩個很奇怪的時間段。

清晨的頭痛

　　剛起床或者還沒起床就開始疼了，病人百思不得其解，夜裡沒受風呀？其實這不是受風，而是虛。

　　因為頭是人的「諸陽之會」，而早上是陽氣剛復來的時候，比較弱。如果本身陽氣也弱，清晨起來的時候陽氣就會不足，無力上升，頭部氣血不足，頭痛就隨著發生。等下床活動一會兒，陽氣逐漸強健了，頭痛就會緩解。所以如果總覺得疲勞，而且清晨經常頭痛，那顯然就是陽氣不足了。

下午的頭痛

　　用了一上午的腦力，勞累之後頭痛加重，這也是虛。所謂「煩勞則張」，張，就是嚴重、囂張的意思，氣受到消耗後加重的症狀。一般都是虛的標誌，比如安靜的時候沒事，只要說話多了就咳嗽；月經來過後常腹痛，而且疼痛有發空的感覺……凡此種種，都可以用李東垣的名方「補中益氣湯」來解決，也可以直接服用現在藥房裡出售的補中益氣丸。

　　中國金元時期的四大名醫朱丹溪、劉完素、張從正、李東垣，他們是中醫理論的中堅，其中李東垣是最典型的儒醫，忠厚、端莊，雖有萬貫家資，但向來循規蹈矩；有懷疑他操守的人曾經設下圈套，請他去赴宴，席間讓妓女輕浮挑逗，脾氣一貫溫和的李東垣當場大怒，將被拉過的外衣當場脫下燒掉，憤然離去。所謂「醫如其人」，李東垣的穩健、溫和，更適合治療非一日之功的慢性、虛性疾病。大家都熟悉的補中益氣丸，就是他把《黃帝內經》準則落實的方子，正好適合總是覺得累，而且伴隨復發性口腔潰瘍，或者頭痛等其他氣虛症狀的人。

服用補中益氣丸之類的補氣藥，必須要堅持，因為它不是去火藥、消炎藥，可以速戰速決，它是要把損傷嚴重的脾氣增補上去，一般要服用一個月左右。

　　有些人在口腔潰瘍反覆發作的同時，還伴有口渴煩熱、舌頭發紅、舌體偏瘦，並且舌根部很少有舌苔的，那就屬於陰虛了，他們的疲勞是陰精被虛熱消耗掉導致。而且他們在疲勞的同時，腰腿還會發痠，因為陰血不夠，不能濡養身體，所以肌肉、筋骨感到痠而無力，這是陰虛的典型特點。如果是這樣的，就比較適合用六味地黃丸來補陰調養了。現在的六味地黃丸還有一種水丸製劑，小粒的，可以含在嘴裡，儘量和反覆發作的潰瘍面貼合，效果很好，等於口服和上藥兼顧了。

話說雌激素

　　如果身體變得十分臃腫，經常便秘，更有解釋不了的疲勞，這就不是能簡單用勞累和衰老來解釋，很

可能是一種經常被人們忽視、乃至誤診的「甲狀腺功能減退」，和我們熟悉的「甲狀腺功能亢進」的機理和症狀正好相反。

女人變老，先從臉部發胖開始

現在的女性要比她們的母親、祖母那兩輩顯得年輕一些，原因就在於她們的皮膚保養得好，有和年齡不相符的細嫩；能有這樣不老的效果，和雌激素有很大關係。對於容顏來說，雌激素能保持住皮膚中的水分，所謂女大十八變，越變越好看，其實指的就是雌激素對皮膚的作用。青春期的雌激素分泌旺盛，能使皮膚保持充足的水分，所以人顯得很水嫩。

雌激素的特點，已經被很多醫美業界掌握，把雌激素添加在化妝品裡，迅速發揮保水效果。正因為這樣，醫生們不知道那些能使女人煥發青春的護膚霜中，到底含有多少雌激素？要知道藏在雌激素美容功效背後的，是各種婦科癌症！

雌激素使人年輕的優點，需要有用武之地，比如在青春期，性器官正需要發育；但對中、老年婦女來說，發育期已過，雌激素有勁使不上，被鬱積在身體當中，就會為非作歹，逐漸生成乳腺增生、乳腺癌、子宮內膜癌等婦科疾病。

　　現在的女性，一方面顯得年輕，一方面婦科癌症的發病率又增高，就是因為人類正處在「環境雌激素」的包圍，即便上了年紀的女性，自身已經失去了分泌雌激素的功能，仍不能躲避環境雌激素對她們的影響。包括男性也是受害者，之所以現代男性的陰柔之風盛行，也是因為他們沒能倖免環境雌激素的汙染。

　　環境雌激素，指的是在身體以外有雌激素作用的物質。比如殺蟲劑、洗滌劑，與其他工業化學製品，都具有類似雌激素的作用，避孕藥、更年期激素替代療法使用的雌激素，肯定都要流失到環境中，變成環境雌激素。這是繼臭氧層破壞、溫室效應之後又一個全球性的環境問題，使人類面臨著集體變性，或者說

雄風日下的危機。

　　女性上了年齡，即便受惠於雌激素讓皮膚不顯老，但仍舊不能遮蓋逐漸流露的老態。很多人的老化就是從皮膚的浮腫開始，臉會因此有一定程度的變形，自己都覺得胖胖脹脹的，這種情況往往發生在40歲以後，同時會覺得自己很容易疲勞；這種情況大多可以歸為「原發性水腫」。原發並非其他原因引起的，不是腎，也不是肝的問題引起的水腫，最後被歸結為女性體內激素分泌不均衡，比如雌激素多了，保水的優點發揮過了頭，就把人的皮膚從「水嫩」變成「水腫」了。

　　這種狀態一般會出現在月經來潮之前，因為那時候雌激素分泌最多，所以月經前的女性會覺得自己不好看，眼泡是腫的，體重也會增加。如果確定是這種類型的水腫，那就可以在食物上找辦法，比如紅豆薏米粥、冬瓜鯽魚湯，紅豆、薏米、冬瓜都是利濕的，都有很好的消腫作用。

養生方　紅豆薏米粥

材料：紅豆、薏米各50克，大米或糯米30克。

做法：紅豆、薏米、大米或糯米一起煮粥。

如果有水腫的問題，這種粥可以經常喝，加大米或糯米是為了增加粥的黏稠度，有消腫作用的還是紅豆和薏米。

養生方　冬瓜鯽魚湯

材料：冬瓜500克，鯽魚2條，生薑1塊，
　　　黃酒3勺。

做法：• 冬瓜不去皮，洗淨，切塊；鯽魚去
　　　　腸肚、魚鱗洗淨。

　　　• 將冬瓜、鯽魚放入砂鍋，加入適量
　　　　清水，再加入生薑和黃酒，燉至魚
　　　　肉熟爛，喝湯即可。

甲狀腺功能減退，是 40 歲女人疲勞的根源

甲狀腺是一個蝴蝶形的小器官，僅 6 克左右，位於脖子的氣管前，正常情況下用手是摸不到的，它分泌的激素可以調節人體的代謝，比如特別胖的人，可能患有甲狀腺功能減退；而特別瘦的人，則有可能是甲狀腺功能亢進。

我們可能更熟悉甲狀腺功能亢進：吃得多、喝得多、拉得多，體重卻反而減輕了，而且脾氣還很暴躁，總之全是消耗增加的狀況。

症狀比較隱秘的甲狀腺功能減退發生率，其實要比甲狀腺功能亢進大一倍！而且多發在 40 歲以上的女性，發病率甚至能達到 10%，十個人裡就有一個，這是很大的比例。當過了 40 歲之後身體發胖，變得臃腫，又總覺得疲勞的女性，心裡要有甲狀腺功能減退的概念，因為妳已經處於罹患的危險之中了。

仔細觀察，患甲狀腺功能減退的人，在疲乏、浮腫的同時，出汗還會減少，而且怕冷，以前不怕冷的人也突然變得怕冷起來，秋天就要穿冬天的衣服。

　　會覺得真是老之將至，老年人具備的記憶力下降、反應遲鈍等問題全都有了，而且皮膚也總是涼涼的，很粗糙，缺乏彈性，年輕感覺已經蕩然無存了。

　　甲狀腺素很像機體的活力素，類似中醫裡陽氣的作用，是生命的生機。我認識一個朋友，她的脖子比正常人的顯得粗，好像甲狀腺有點肥大似的，所以經常被人問及是不是有甲狀腺功能亢進？但是她去醫院檢查，指標卻在正常範圍內，只是這個人的精力比其他人都旺盛，性格很急，是個閒不住的人，看上去比其他人年輕、有活力，即便是遇到不順利的事情，她也能很快調整自己走出陰影，永遠給人一種陽光的感覺。我就和她說：「這一切超常的表現，其實可能就和甲狀腺有直接關係。」她可能就是甲狀腺素這種活力素比平常人稍微高一點，但並沒有高到病態的程度。

當甲狀腺素比平常人低時，會有點未老先衰，很多衰老症狀都會提前出現，因為火力不足了，髒東西代謝不出去，首先出現的就是高膽固醇血症、高三酸甘油酯血症以及高脂蛋白血症；很多老年人才有的，比如動脈硬化症、冠心病都提前到來了。因為甲狀腺功能減退造成的疲勞，如果不早發現，其實就是女人衰老的開始。

麻煩的是，人們常把疲勞歸結為上有老下有小的生活壓力；把記憶力減退歸結為上了年紀；把便秘歸結為運動少；把體重增加歸結為中年發福……總之都會大事化小的把自己放在亞健康行列，不覺得自己有病。

水腫

甲狀腺功能減退還有一個症狀比較典型，就是水腫。這時候出現的水腫，不像腎炎之類的腿腫，腎炎的腫是因為蛋白質丟失了，用手按上去會有個明顯的

坑。而甲狀腺功能減退導致的水腫，是看起來腫，按
的時候卻不下陷，這就要加倍小心了，妳很可能真患
了甲狀腺功能減退，一定要及時去醫院檢查。

　　如果有了上述症狀，檢查時卻被告知沒有發現問
題，那就是「亞臨床甲狀腺功能減退」，雖然此時甲狀
腺激素尚在正常範圍內，但上一層的神經系統，能促
進甲狀腺素分泌的「促甲狀腺素」已經出現異常了。
一般情況下，這種暫時的太平可以維持兩年左右，之
後就很可能要真正進入甲狀腺功能減退行列。

　　及早發現、及早治療是十分關鍵的，如果放任其
發展到重度，情況將會很嚇人：黏液性水腫面容，就
是我們說的胖胖脹脹的，睜眼都費勁，而且皮膚變得
很粗糙，頭髮也大量脫落，甚至眉毛都受到影響，三
分之一出現脫落；表情也很淡漠，原來很機靈的人，
對事物的反應變得很遲鈍，要麼就總覺得睏、嗜睡，
要麼就是失眠，不想吃東西，大便還秘結，做點事情
就覺得氣短乏力，包括性慾也會明顯減退。所以醫生
還是建議女性，在 35 歲以後，每隔 5 年就要抽血檢查
一次甲狀腺激素水平，防止甲狀腺功能減退這無聲殺

手的侵害。

一旦是甲狀腺功能減退，得終身治療

一旦確診是甲狀腺功能減退，治療並不困難，只是可能需要終身治療，不能間斷，每天需要吃藥，而且每年最好到醫院去檢查一到兩次，查一下自己補充的甲狀腺素的量夠不夠、合適不合適。因為在人生的不同階段如青春期、妊娠期、老年期，甲狀腺素的需要量是不同的，在特殊時期是需要做稍微大一點的調整的。

甲狀腺功能減退和甲狀腺功能亢進不同，雖然甲狀腺功能亢進也沒有治癒這一說，只能緩解，但是有的人一輩子只得一次，緩解了，以後就不再覆發了；也有覆發數次的，但一般都是覆發了再開始治療。甲狀腺功能減退就不同了，得病後甲狀腺細胞被破壞了，這個功能沒有了，一般再找不出來了，需要終身補充外源性的激素進行替代治療，否則會感覺不舒服，包括前面說的疲倦、臃腫就會出現，所以這種替代是終身性的。

　　引起甲狀腺功能減退的其中一個原因，是食物中的碘缺乏，由此造成甲狀腺不能正常工作。但是甲狀腺功能減退的人還是可以多吃含碘食物的，最簡單的就是海帶、紫菜，所以如果有人說，海帶、紫菜是抗衰老、美容的，我倒是可以從它們改善甲狀腺功能減退角度來相信。

　　既然甲狀腺素類似於活力素，甲狀腺功能減退則相當於中醫裡的陽氣不足，所造成的臃腫或者說肥胖，就是陽氣不能蒸化水液的結果。如果你已經有了這種狀況，但指標上還不能診斷為甲狀腺功能減退，就適合用中藥調整。

　　這種調整不是通過吃瀉藥去掉臃腫，而是要用補腎藥，比如金匱腎氣丸、附子理中丸等，遵照醫囑吃，吃到以前的怕冷狀態消失，甚至有點上火的感覺，口乾舌燥想喝水了，臃腫和疲勞的問題才能解決。

　　因為上火的感覺，是人體代謝在增強的標誌，而甲

狀腺功能減退病人缺的就是火力，把火力補足了，造成
臃腫的代謝廢物也就排出去了。

　　治療甲狀腺功能減退，很多時候都會用到補腎陽
的中藥，而這種藥也就是人們常用的抗衰老藥，能對
甲狀腺功能減退有效，說明甲狀腺功能減退確實是一
種早衰。值得注意的是很多假藥製造者都瞭解這原理，
所以他們會在中藥中偷偷地加入甲狀腺激素，然後作
為減肥藥推出。這種藥的減肥效果很好，但人吃了以
後，很快就會出現心臟問題，這是透過藥物，偷偷人
造了甲狀腺功能亢進。

　　甲狀腺激素可以增加身體的代謝和機能活動，有
鼓動腎陽的效果，當甲狀腺素分泌多了，甲狀腺功能
亢進時，人就會變得很瘦，加了甲狀腺素的減肥藥，
就是達到這個效果。如果本身就是一個有心臟病的胖
人，在不知情的狀況下服用了這種減肥藥，很可能會
因此而斃命。

甲狀腺功能減退的自我自檢查

　　如果在下面的問題中，有 5 項或 5 項以上的回答為「是」，你可能患上了甲狀腺功能減退，請找內分泌專科醫生確診。

- 我感到疲乏，常常犯睏，體力和精力不足。

　　□ 是　□ 否

- 我的大腦思維遲鈍，注意力很難集中，記憶力下降。

　　□ 是　□ 否

- 體重增加了。

　　□ 是　□ 否

- 皮膚變得乾燥，指甲變得很脆、灰白易折斷。

　　□ 是　□ 否

- 常常覺得冷，即使其他人覺得氣溫很舒服時也是如此。

　　□ 是　□ 否

- 情緒低落、抑鬱。

　　□ 是　□ 否

- 代謝慢了，有時還會便秘。

　□ 是　□ 否

- 肌肉和骨骼僵硬疼痛，手感到麻木。

　□ 是　□ 否

- 血壓增高或心跳變慢。

　□ 是　□ 否

- 膽固醇增高了。

　□ 是　□ 否

胖子要補腎，還要「去汙」

如果腎陽不足，體內的脂肪燃燒範圍就要減少，肥胖就在所難免。

要想減肥，不能吃瀉藥，因為那是只治標的「脫水減重」；應該用能上火的補腎藥，提高脂肪燃燒的速度，這才是對付肥胖「去根」的辦法。

胖子在腎陽虛的同時，身體裡也已經藏汙納垢了，這就是現在越來越多見的高血糖、高血脂、高血壓、高尿痠血症等代謝症候群，這些汙垢的存在使胖子的疲勞更加嚴重，給已經虛了的腎陽又增加了難題；所

以要想讓胖子不覺得累，一個是補腎，一個是去汙。

　　胖子容易疲倦，一個是因為他們本身體質比較虛，代謝有問題，以致體內積存著很多影響身體功能的廢物或者髒東西，而這些物質又反過來使他們感到疲勞。幾乎 90% 的胖子，都有導致這些髒東西滯留體內的代謝症候群。

　　胖子總會比普通人容易感到疲勞，可能覺得是體重太重，負擔過大，其實不盡然，如果他背負的是同樣重量的肌肉的話，肯定不會有這種累的感覺。兩個同等重量的人，一個是舉重運動員，另一個是臃腫的胖子，在不進行訓練的情況下，臃腫的胖子感到累的程度肯定要比舉重運動員更甚。

胖子為什麼會虛

　　隨著進化，人會越來越胖，因為身體裡的一種「節儉基因」還發揮著作用。遠古時代能吃的東西少，具備這種節儉基因的人類，更容易把吃進去的食物，轉化為能量積存起來，並應對繁重的體力謀生，所以最終活了下來，成了優勝劣汰之後的倖存者。

　　這種在當時屬於優良基因的節儉基因，現在仍然攜帶在我們的染色體中，雖然生存環境已經今非昔比，人類可以很方便獲得食物和營養，但基因的節儉能力仍舊存在，不可能像科技進步那樣迅速改變。於是就帶來了現在的問題：吃的東西多了，行動方便了，體力節省了，節儉基因卻一如既往地發揮著節儉能量的功能；這必然導致能量過剩而蓄積在體內，最終轉化為脂肪。而且這種基因的改變不是一朝一夕的事，要經過多少代的時間，因此減肥也會是未來很長時間的話題。

　　中國中醫科學院的陳小野教授，從中醫角度提出另一個理論，他說：

　　人之所以會發胖，其實都是因為腎虛，腎陽不足。

　　腎陽就是人體的能量，能量不足了，火力就不夠，不能消化營養，也不能燃燒脂肪。因此，肥胖往往會發生在人生的兩頭，要麼是孩童時期，要麼是中年以後。

　　孩子在七八歲之前都有嬰兒肥，臉上胖嘟嘟的，把五官擠得相對集中了，我們就會說：「這孩子沒長開呢！」等他一開始長高，人就變瘦了，五官也就有了成人的樣子。其實，並不是長高把身體拉長了，而是因為長高時，正是人體腎陽開始充足的時候，腎陽不再虛，火力壯了，有能力燃燒掉脂肪，嬰兒肥自然就被消耗掉了。

　　到了 40 幾歲，人大多會有不同程度的發胖，因為這時候腎陽開始衰退了。中醫講「人過四十，陽氣自半」，意思是過了 40 歲，火力差了，身體裡脂肪的燃燒範圍逐漸縮小，發胖是必然趨勢。要想不胖，除非讓衰老的進程減慢，減慢衰老肯定不能去火藥，是要用性質與之完全相反，能上火的補腎藥，才有可能增加燃燒脂肪的火力。

　　中國科學院院士沈自尹教授，是中國第一位用西醫理論成功解釋中醫「腎陽」的人。他很早就發現，腎陽虛是衰老的原因，有的年僅 40 歲左右的腎陽虛的病人，神經、內分泌功能衰退的指標，竟然與 70 歲左右的老人相仿；這項研究的副產品，是現在可以在藥

房裡買到補腎益壽丸，一種可以改善衰老狀態的中藥成藥。後來發現，補腎益壽丸這種藥不僅能延緩衰老，還能起到減肥的作用，吃了之後身體變得緊致，顯然是脂肪被燃燒掉了，這也說明，肥胖就是衰老的症狀之一。所以，補腎來增強身體的能量代謝，才是中醫治療肥胖的真諦、精髓！由此也可以想像，在「虛」的基礎上，如果飲食不控制，怎麼可能不出現「代謝症候群」呢？

胖人肚子裡確實有髒東西

患有代謝症候群的人，血管壁被厚厚的脂肪糊住了。雞、鴨、魚、肉、蛋等葷菜裡的脂肪、膽固醇、三酸甘油酯、飽和脂肪痠，人體無法一下子全代謝出去，就會在動脈血管的管壁上安營紮寨，把血管壁當作賓館住了下來，從而造成動脈粥狀硬化，進一步帶來各種代謝疾病。

那些「腹型肥胖」的人，就是我們說的大腹便便那種胖，多是代謝症候群的罹患者，因為他們的脂肪主要積存在腹部的大網膜上。這個地方非常疏鬆，脂

肪是最容易消耗也最容易積存的。一般情況下——

　　女性的腰圍要控制在 ≦ 80 公分，男性的腰圍要控制在 ≦ 90 公分以下，如果超過了這個標準，四肢並不壯實，那脂肪就可以隨時入血，使其很容易就有高血脂，這是第一個代謝問題。同時這樣的胖子，還會有胰島素抵抗，對胰島素不敏感。雖然胰島素在分泌，但不能調節糖的代謝，於是胰島只能拚命地加班工作，直到最後功能衰竭。

　　如果兩個人同時去體檢，血糖都剛剛超過正常線，而其中一個是胖子，醫生肯定會特別關照他，要他儘快把體重降下來，因為脂肪會影響胰島素的作用發揮，他們的胰腺會比瘦人的辛苦很多。高血脂、高血糖這兩種代謝失調性疾病，足以帶來更嚴重的糖尿病、高血壓、蛋白尿、高尿痠血症等，這就是現代人很難逃脫的代謝症候群。

　　時興過一段時間的「洗血療法」，就是透過一種機器，過濾掉血液中過高的血脂。我見過這種療法：人躺在那兒，通過類似透析的機器，一會兒被濾出的血脂就被吸到了一個專門的口袋裡，真的和我們吃的黃油一樣，那就是高出來的血脂。你想想，一個人如果每天帶著這麼多血脂生活，怎麼可能不疲勞、不困倦？

　　有人會問：「是不是我不吃太多葷的，只吃糧食就沒這問題？」只能說會有所好轉，但任何一種東西只要過食，最終都會變成脂肪儲存起來，包括糧食，即澱粉，就是我們說的醣類。一旦體內積存過多的醣類，無法一下子代謝出去，也同樣會轉化為脂肪，囤積在我們的體內，而且特別喜歡囤積在我們的肝臟、小腹和血管壁中。

　　三大營養物質中的蛋白質，之前一直被認為是比較健康的，比如豆腐，很多減肥的人把肉和主食全減了，

只敢吃豆腐，而且是放開了吃豆腐，其實這樣同樣有脂肪過剩的危險。

內分泌醫生有個令人絕望的經驗之說：「條條大路通脂肪。」意思就是無論脂肪、澱粉，還是蛋白質，只要吃得過量，最後都會轉化為代謝不了的熱量積存在體內。

事實上，100 克豆腐的卡路里，和 50 克瘦肉的卡路里是一模一樣的，如果你覺得豆腐可以減肥而放開吃，那產生的熱量，在轉化為脂肪時也是不含糊的，只是因為豆腐體積大，可能會因此少吃，但多吃的話也是照胖不誤。所以這種減肥方式可能在短期內有一定的效果，但它最終還是會以肥胖的形式全部回報出來的。

減肥沒有捷徑，節食是必須採取的措施！

只是這個節食不是簡單地「省掉」某種食物，而是

要在控制總量的同時，保持食物的種類足夠豐富，把現在的一日三餐做個「縮微處理」，儘量保證「少而全」，以避免因節食帶來的營養不良問題。

代謝症候群在中醫學裡屬於「痰濕」，要排出人體內的代謝廢物，只能增加機體的功能，也就是我們說的「氣」，要「補氣」，在補氣的基礎上，去袪除痰濕。

三子養親湯是很好的「去汙劑」

現代人總喜歡排毒，除了蘿蔔之外，海帶、芹菜、梨等，所有膳食纖維含量高的水果蔬菜，都可以幫助通便，從而達到排毒的效果，但還是蘿蔔的作用最直接，生吃可清肺、胃的熱；熟吃可去脾、腸之積。

中華醫學會糖尿病學分會的調查報告顯示，目前中國 60 歲以上的人群中，有代謝症候群的達到五分之一，而且近年來，代謝症候群還在日趨年輕化，尤其需要關注的是中年白領，其實他們習以為常的胖和疲勞，都可能已經是代謝症候群的表現了。而代謝症候群患者發生冠心病、心肌梗塞、腦中風等的危險是普

通人的 3 倍。

　　身患代謝症候群的人，雖然有虛的問題，但僅僅吃補腎藥是不夠的，還要有針對體內汙垢的使用「去汙劑」。過去有個名方叫「三子養親湯」，現在藥房裡有成藥，組方是由白介子、蘇子、萊菔子組成的。這三個「子」在食物中其實也經常能見到，如烤肉時包肉的蘇葉，它的籽就是蘇子；冬天北方要醃芥菜，白芥子就是芥菜的籽；萊菔子就是蘿蔔籽。蘇子降氣、萊菔子下氣祛痰、白芥子促痰排出，而且三個籽都屬溫性，原方是用來治療老年人消化功能差，吃多了飲食不化，導致痰濕存於體內。

　　這個方子非常適合代謝症候群的人靈活應用，因為代謝症候群本身就是一種衰老的表現，即便罹患時剛過四十歲，但從代謝機能上來看，和一個六七十歲的老人無異；而那些存留在體內不能及時代謝出去的東西，是需要有火力燃燒和推動的。

　　十個胖子九個虛；相比他們超標的體重，胖子一般都是陽虛的，所以祛除他們體內的痰濕、汙垢，一定要選擇溫性的去汙劑，因為痰濕是陰性的，非溫熱

性、非陽熱性的藥物，不能把它運化出去。

　　我在出版《不上火的好生活》一書後，有一次出門被旁邊的人認出來，是個五十多歲的男子，他說看了我書中說的「上床蘿蔔，下床薑」後，家裡每天都買蘿蔔，都是象牙白蘿蔔，買回來就切成三段，每天睡覺前用白水煮一節，蘸點兒醬油當零食吃。就這麼吃了一個多月，發現自己痰多的毛病沒了，而且走路也不再呼嚕喘氣，有勁了。他的體會很確實，而且吃蘿蔔的方法也正確。

　　蘿蔔如果生吃的話，可以去上焦的熱和痰，比如春天的時候，因為天氣燥熱流鼻血，或者乾咳、嗓子疼，吃生蘿蔔和梨就比較合適。

　　如果明顯地感到自己消化不好，或者知道這頓又吃多了，問題一般出在中焦；煮熟的蘿蔔，也就是熟的萊菔子，解決的就是位於中焦的脾胃問題。

　　這位吃蘿蔔吃好了的男士，其實就是把三子養親湯改良了，如果你的問題比他大，除了自覺外，代謝症候群的指標一應俱全，那也完全可以用「三子養親湯」做去汗劑，每個子 3 克，一共不超過 9 克，像煎中藥一樣，煎湯吃一兩個星期。

　　只要不是體質虛到非得吃人參才有力氣，只要不是十分消瘦，而且總有手腳心熱那種陰虛症狀，三子養親丸確實能夠起到改善代謝症候群的作用，這也體現了金元四大家中張從正的治病理論：「不補之中有真補存焉。」這個方子雖然全是尋常百姓打食、消食的，卻能調動出身體的潛力，使人渾身清爽，原因很簡單：三子養親湯，祛除了體內的髒東西。

茶，對清除自由基效果顯著

　　去問那些喜歡吃肉的人，他們大多蔬菜吃得很少，水果也不常吃，體內因此會缺少維生素、礦物質、膳食纖維和植物因子，而這些物質都是能保護血管壁的，有的可以清除自由基、有的可以轉化膽固醇、有的能保護血管壁，還有的能參與脂類、醣類的代謝……只

吃肉不吃水果蔬菜，只會加重自由基在體內的沉積。

自由基會氧化我們的動脈血管細胞，生成一種褐色脂質，也叫「脂質過氧化物」，這些東西會和血液中的血球黏在一起，變成一塊一塊的脂質斑塊，就是常說的血栓，血栓隨著血液流動，一不留神就會卡在血管中：卡在腦血管就是腦血栓，即中風；卡在心臟的冠狀動脈，就發生心肌梗塞。

即使血栓不流動，大塊小塊的血栓堆在血管壁上，也會使原本光滑的血管壁起褶皺，就好像一塊光滑的水泥地變成了凹凸不平的沙土地，脂類物質就會停留在已經不平的血管壁上，好像血管生鏽了。生鏽的血管與健康的血管，哪一個能保持血流的暢通呢？這是不言而喻的。

有時候人得了腦血栓，發現血管有問題，醫生會建議做「搭橋手術」，或者在血管裡面做支架，但那只能解決局部的問題。如果患者很胖，不運動，代謝症候群不改善，全身的血管都處於生鏽狀態下，能給他的全身血管搭橋或者做支架嗎？所以，對於這種患者當務之急，一定是先給他清除自由基，讓他的血管恢

復到比較正常的狀態。

　　三子養親湯，改良後的白水煮蘿蔔，乃至按時定量的運動，其實都可以起到清除自由基的作用。還有一種常見的食物對清除自由基效果顯著，那就是茶。古籍中記載，有個屠夫，每次殺豬之後都把豬頭留給自己大快朵頤。當時的人已經知道「膏粱厚味，足生大疔」的道理，自然也知道豬頭吃多了會使人生病，就如現在說的、因為高血脂導致的相關疾病，比如腦出血、腦血栓等。但很奇怪，這個屠夫吃了幾十年的豬頭，仍舊精瘦、結實，沒有一點生病的跡象；於是就有好事者悄悄跟蹤他，想發現他不生病的秘密。結果發現，他的生活和常人並沒有多大差異，唯一的不同，是他每天都要喝很濃的茶。茶的作用和蘿蔔、三子養親湯類似，都在對抗和清除自由基。

　　國外有人對烏龍茶做過實驗，發現每天若喝 7 杯烏龍茶，連續喝 6 星期，人血漿中的三酸甘油酯會明顯下降，而屬於好的那種膽固醇，以及高密度脂蛋白膽固醇的水平卻上升了。中國研究者則是對普洱茶進行實驗，他們發現如果每天喝 15 克普洱茶，連續喝一

個月，也會有明顯的降血脂作用。烏龍茶和普洱茶都是經過炮製的茶，綠茶是未經發酵的，降脂作用更好。

　　聽我《養生堂》節目的一個現場觀眾，介紹給大家的保養辦法是每天晚上吃完飯後走 5 公里路！而且是比較快地走。當時她說出這個距離後，現場的觀眾一片驚訝，但是她確實這樣堅持了一年多。之所以堅持，是因為那時候剛退休，沒多久就發現毛病全來了，雖然不再上班，但總覺得疲勞，坐在家裡就打盹，而且動不動就咳嗽喘氣。她的孩子就建議她出去散步，同時也散散心，結果她慢慢從散步中嘗到了甜頭，就跟著感覺，不斷把每天走路的距離拉長、速度加快，最後保持每天十里路的距離。她向大家報告時，之前那些疲勞狀態全沒了，人也顯得很俐落，沒有老人的那種臃腫。

　　我開玩笑說：「其實她等於每天吃一根蘿蔔，因為她在睡覺前，把身體裡的積滯全消耗掉了。」反過來說，之前她的疲勞、困倦，其實已經是代謝症候群的表現，如果她沒去走路，而是繼續悶在家裡，很難說不會出現心腦血管問題。

「梨形身材」是代謝症候群的高危險群

梨形身材是中廣、啤酒肚的人，他們的體重控制極其重要。但需要注意的是，體重下降必須達到 7% 以後，患者體內各種成分的代謝紊亂才能得到改善，也就是說，如果你原來的體重是 60 公斤的話，需要減少四五公斤後，效果才會顯現。

要想達到這個結果，運動鍛鍊要選擇有氧運動，最初心率在運動時要增加 40%-50%，比如，你不運動時心跳是每分鐘 80 次，運動後要達到每分鐘 110-120 次，才能見效。前面那位觀眾睡前快走 5 公里後，都會出一身汗，所以她的效果才那麼顯著。

代謝症候群的診斷標準

根據中華醫學會 2004 年制定的代謝症候群診斷標準，具備以下 4 項中的 3 項以上者，可診斷為代謝症候群：

- 超重和（或）肥胖：BMI ≧ 25。
- 高血糖：空腹血糖 ≧ 6.1 毫摩爾 / 升及（或）餐

後 2 小時血糖 ≧ 7.8 毫摩爾／升，和（或）已診斷為糖尿病者。

● 高血壓：收縮壓／舒張壓 ≧ 140/90 毫米汞柱，和（或）已經確診為高血壓並治療者。

● 血脂紊亂：空腹三酸甘油酯 ≧ 1.7 毫摩爾／升和（或）空腹高密度脂蛋白膽固醇男性 <0.9 毫摩爾／升，女性 <1.0 毫摩爾／升。

勞心者要警惕腦部傷害

中醫講「腦為髓海」、「腎生髓」，用腦過度使髓海耗空之後，腎就要加班工作，於是就引起了腎虛，作為「腎之府」的腰部自然就會不舒服。用手、溫熱的東西按摩、熨帖，算是對虛損之腎的補養之計。

用腦過度還會引起神經性頭痛，但頭痛卻並非全是因為過度用腦，還可能因為情緒緊張所致，或者因為瘀血或者脾虛……但不論哪種原因引起的神經性頭痛，真正的治療都不在頭痛發作的當時，而是在不發作時根治引發頭痛的根基，用在發作時的治療一般都是只治標的止痛而已。

用腦過度可能引發腰疼

大家可能很熟悉這樣的電影場景：一個領導幹部

熬油點燈地寫了通宵的文章，不知不覺天就亮了。他
站起身來，推開桌前的窗戶，迎著朝陽，長出一口氣，
用手捶捶累得痠疼的腰……

　　持續而緊張的腦力勞動之後，人都會感到頭昏腦
脹、全身無力、嗜睡或失眠，這很容易讓人聯想到用
腦過度。但很多人有另外的體會，譬如緊張地備考，
寫一夜論文之後，站起來會覺得腰疼，因為一直沒用
到體力，一般人會把腰疼想成是腰椎間盤突出，或者
是坐的姿勢有問題，他們可能會把椅子弄軟，調整姿
勢，但也沒用，因為這是腎虛引起的「論文性腰疼」。

　　腰椎間盤突出的發作往往是很突然的；比如，當
人坐在矮椅子上，或者歪斜著坐著、突然站起來，腰
部肌肉收縮得不協調了，就引發腰椎間盤突出。還有
就是直著腿彎腰撿東西，膝關節和髖關節都是直立的，
特別是搬重東西的時候，這種姿勢，腰椎的負荷可以
是平時的幾十倍，一下子就能把腰扭傷，而且一般都
傷在第四節腰椎和第五節腰椎部位。突出的椎間盤受
到壓迫，引起的疼痛是放射性的，就是我們俗稱的坐
骨神經痛。坐骨神經痛和用腦過度導致的腰疼不一樣：

坐骨神經痛是從臀部開始，沿著大腿後方到小腿的後外側，一直到足背或者足底，病患形容是躥著疼，而且還可能從疼痛慢慢地變成麻木，那就是病情嚴重的表現，說明突出的椎間盤，使神經的傳導功能都被壓迫了。

再發展就會覺得抬腳費勁，走路的時候腿發軟，甚至出現足下垂，腳抬不起來了，這時就要在 48 小時內緊急手術，否則神經功能遭到的損害將是不可逆的。所以骨科醫生推薦給大家預防椎間盤突出的姿勢，是空中小姐典雅的下蹲動作：保持上身直立，靠彎腿來取低處的東西。這樣的姿勢，負荷都在膝關節和髖關節上，腰椎負荷小得多，對腰椎是種有效的保護。

中醫稱腦為「髓之海」，腎是主骨生髓的，一旦用腦過度，髓海就會空虛，腎就要加班工作來生髓，就會被累虛了。這種腎虛引起的疼痛，往往是遇勞加重，再

去用腦，腰疼還會出現。這種情況引起的腰疼是一種空疼，和姿勢沒關係，是找不到定位點泛泛的疼、綿綿的疼，而且痠軟不止，喜歡用手按著；這是中醫所有虛證的共有特點。

任何臟腑要是虛了，出現了耗損，人肯定是喜歡按揉那個部位的。比方胃疼，吃多了、消化不良，胃裡有積滯，病人肯定不願意去碰胃部。但如果是虛寒的胃疼，病人肯定喜歡用熱東西壓著按著。再比方氣虛引起的頭痛，病人喜歡用毛巾或布帶包住、纏住頭。若是血虛引起的月經後腹痛，病人則喜歡用手按著腹部。

腎虛

一說腎虛，大家就會想到性功能問題，認為腎虛都是性生活太多導致的，結果很多被診斷為腎虛的人覺得很不體面；但這只是腎虛原因的很小一部分。

中醫的腎，和西醫說的大腦，有密切相關，動腦筋的過程，就是動用髓海傷腎的過程，所以中國有伍

子胥一夜白了頭的典故。雖然是文學誇張，但確實道出了用腦過度和髓海、腎乃至毛髮的關係，因為「腎其華在髮」。在生死攸關的夜晚，伍子胥肯定是為了生存而高強度地用腦，也就對腎造成了突擊性消耗乃至損傷，驟生的白髮，就是傷腎的證據。

說到頭髮，很多人都知道操心的人容易頭髮早白，是所謂的早生華髮；而民間說頭髮早白的人是「血熱」，確實有一定道理。因為血熱是精血暗耗、傷了陰的結果，陰少了自然會生熱，但這種熱不大明顯，只是以陰精虧損的症狀表現出來。有人的表現是頭髮白、有人是失眠、心煩，病症都是選擇人體基因裡薄弱的環節做突破口。所以為了烏黑頭髮而吃中藥也好，食療也好，都不要用太涼的藥物，一來是熱沒那麼嚴重，二來是涼藥長期服用會傷脾氣。

其實人只要用腦、動心，就要耗傷腎的陰精。中醫研究認為，中醫學所說的「心」，在精神方面就是大腦皮質，是全身最高級的器官，大腦皮質只要工作思考，就會對下級的各種器官進行著管束。這種管束使得消化、呼吸、內分泌等功能不能得到充分發揮，被

抑制了，這就造成了我們常說的上火，就會暗耗陰精，
所以現代人頭髮白得早，和生活壓力大，每天都在動
心思有直接關係。

　　中國有句話叫「心靜自然涼」，心靜的時候，就是
大腦不思考、心裡沒事情的時候，這個時候身體是涼
的，也就是不上火的。高僧、禪師之所以在生活條件
相對差的地方仍舊能長壽，就是他們透過練功、修行
達到了心靜的境界。不是所有人都能達到這個境界的，
常人的大腦會在你自己不知道的情況下，本能地工作，
所以只要是生活在這個現實世界中，只要你心裡有欲
念，陰精就會時時被暗耗，心思重的人、操心太多的
人，暗耗得就更厲害了。

孕育生命的植物種子，補腦最好

　　改善腦力疲勞有很多偏方，一般都是用補腎藥和
食物一起烹調，比如「杜仲燉豬腰」之類。毛澤東也
有個土辦法，他說「吃紅燒肉補腦」，而且這個紅燒肉
是很肥的肉，其實也是有道理的：從營養學的意義上
說，肥肉可以直接補充能量。

人的大腦雖然只占體重的 2%，但卻消耗著人體熱量的 20%，過度用腦，能量消耗只會更多。所以即便是坐在那裡不動，只要動腦子，比如考了一場試，或者聚精會神地趕了一篇報告，工作結束的時候，肯定會覺得餓，甚至想吃油膩的東西，這都是身體本能的反應。至於肥肉，是毛澤東時代唯一的能量供應，就當時的消費水準和身體狀態，不需要也不可能兼顧到血脂問題。現在我們自然不需要用肥肉、脂肪來直接進補了，可以替代肥肉來補充能量的東西有很多。

植物的種子是最好的能量補充，不僅不用擔心血脂問題，而且種子還是植物中能量最集中的部位，因為它是為孕育一個生命做準備的，自然要儲存足夠的能量。

不孕，是腎虛、是生殖系統的疲勞

很多人不育、不孕就是因為腎虛，這是生殖系統

的疲勞，中醫治這種病就喜歡用籽類藥，比如現在還
有在藥房裡賣的中藥成藥「五子衍宗丸」，是治男性腎
虛、陽痿、早洩的。後來擴展到尿頻、遺尿、夜尿多、
流口水，乃至婦女白帶多，只要是屬於腎虛的都適
用。這個藥由枸杞子、五味子、覆盆子等 5 種植物的
種子組成。為什麼用種子？《莊子・漁父》中說：「同
類相從，固天之理也。」這個觀點先秦很多學者都闡述
過。古人把同聲的東西視為同一性質，比如把種子和
孩子視為同一性質。中國人結婚時喜歡往床上放棗子、
栗子，以期望早生貴子的道理，也是從這裡來的。中
醫脫胎於中國哲學，五子衍宗丸也因此帶著古代哲學
的味道。

　　種子，確實是植物中能量最高的一部分，堅果就是
種子，是最好的補腦劑。比如核桃、蓮子，這兩種東西
是目前被證實最能補腦的「益智果」。

　　北方人在立秋的時候講究「貼秋膘」，就是在立秋那天要吃肉，是為冬天儲備能量，如果不吃肉，可以多吃種子類的各種堅果，比如花生、榛子、杏仁、栗子。人腦是身體中對能量需求最大，也是對缺少能量最敏感的部位，所以大腦可以從這些堅果中最先受益。

　　如果你是身體特別瘦弱又要頻繁用腦的人，每天的早餐中應該加一點堅果，每天吃一兩個核桃、六七個杏仁或一把榛子。很多人喜歡吃芝麻醬，那就不妨吃黑芝麻醬，既能補腎精，又能補鈣，因為芝麻醬是含鈣最高的食物之一；還可以食用補腎膏，每天早晚各吃一次，彌補腎精的虧損。

養生方 補腎膏

材料：黑芝麻 100 克，何首烏、杜仲、桑葚
　　　各 50 克，蜂蜜 3 勺。
做法：・將何首烏、杜仲、桑葚像煎中藥一
　　　　樣煎煮 2 次後重新回鍋，稍微濃縮
　　　　一下，加入蜂蜜。

- 把黑芝麻炒熟後加入濃縮藥汁中拌勻，放冰箱保存，每天早晚各吃一大勺，這劑量可以吃 10 天左右。

補腎膏裡面沒有性質寒涼的涼血藥，所以可以經常吃，特別是秋冬天氣逐漸變冷的時候。

通過補腎精而烏髮的藥物或食品，不可能很快奏效，很多時候只能減緩生白髮的速度，因為陰精的虧耗不是一天的時間，補益起來也非一日之功。但即便頭髮沒有馬上變黑，至少因為腎精消耗引起的諸多問題，比如腰腿痠軟、疲勞的問題會減輕不少。

腎虛腰疼，除了很可能來自一次突擊的用腦過度；也有很多人是長年累月地用腦，對腰疼之類的腎虛症狀都麻木了，他們的髓海雖已空虛，可能根本也不會導致饑餓、不會想吃脂肪類的食物，甚至是終年胃口很差，睡眠也很差。這兩點症狀和腰疼一樣，也是用腦過度的後患，只是腰疼是腎虛，而食慾、睡眠的減退是因為傷及了脾，因為中醫認為「思勞傷脾」。

　　西醫認為大腦皮質的機能會影響到負責調節內臟的神經，所以很多人在考試之後，或者精神緊張之後，不想吃東西。中醫對這個問題的解釋就是「思慮傷脾」，脾氣一虛，會出現胃口很差、睡眠也很差，是身心都很疲勞的信號，是一種慢性消耗的結果。這種情況下就不適合馬上補腎，補腎烏髮膏也需要慎重使用，因為此時人的脾氣很虛，那種相對滋膩的補腎精藥物會吸收不了，此時要把治療重點放在補脾上。

　　中藥裡有一味藥叫「人參歸脾丸」，非常適合每天案頭堆成山，疲勞、心悸、失眠、食少、面色萎黃的人，是知識份子的常用藥。裡面用了人參、白朮、黃耆之類的健脾藥，同時還用了當歸、龍眼肉、痠棗仁、遠志之類的補血藥，通過補脾氣把血補上去，使心神有可以寄居的地方，不到處溜達，人也就能安睡了。

　　需要注意的是，還有一味藥和它只一字之差，叫「人參健脾丸」，雖然其中也有類似的補脾藥，但沒有補血的成分，只適合脾氣虛消化不好的人，其目標是消化，不是睡眠，是不可能改善失眠狀況的。

頭痛怎麼治，還得分病源

余秋雨在《問學》裡寫道，有個法國人對他說：「中國人是很沒有審美觀的，理由是在法國的中國餐廳，全部都是讓人看著眼暈的中國紅，濃墨重彩。」余秋雨說：「你們誤會了，其實中國是唯一用黑色就能描繪出美景的國家，因為中國的國畫是水墨畫，只有黑白兩色，因為中國人早就知道『五色令人盲，五音令人聾』的道理。」

吵出來的頭痛

這個道理同樣可以用在人體健康裡，看的顏色過多，聽的聲音過雜，視覺、聽覺就會疲勞，而現代人最常見的病──偏頭痛，就是由此引起的。其實偏頭痛就是我們俗稱的神經性頭痛。這種頭痛不一定就「偏」，可以表現出是全頭痛，但在病名上都叫偏頭痛。

我自己就曾經是個偏頭痛的老病號，基本上去十次商場，有八次回來要頭痛，而且去越豪華越熱鬧的商場就越嚴重。要麼就是開會討論越熱烈、說話的人

越多，就越頭痛，一般都是還沒等會結束，就開始頭痛。每次犯的時候都痛不欲生，恨不得撞牆。真痛起來，止痛藥一般是不管用的，要痛到晚上，天色轉暗才能稍微好轉；嚴重的時候一般是要嘔吐一次，才可以徹底把一次頭痛了結。

我和很多有偏頭痛毛病的人交流過，發現只要是想的事情多了，周圍的環境又太亂了，人聲鼎沸，色彩萬千的，頭痛就會乘虛而入。偏頭痛曾經被患者驕傲地稱為「知識女性的專利病」，說明它的發作和心理壓力，確實有很大關係；聲音的嘈雜、光線的刺激，是發作的誘因。

後來，我慢慢地摸索出了經驗，只要頭痛又犯了，馬上回家，吃藥睡覺，一般情況下，等睡醒了頭痛自會好轉。我的辦法也得到了神經內科醫生的肯定，雖然我吃的治療失眠藥沒有治療頭痛的療效，但它卻可以使人儘快進入睡眠狀態，從而減少了被聲光刺激打擾的機會，等於把偏頭痛的誘發因素驅除了，頭痛自然可以緩解。

月經、失眠引起的頭痛

很多女孩月經前後容易出現偏頭痛，痛到月經來潮，症狀就開始緩解了；這種狀況一般是肝鬱所致，西醫稱之為「經前期緊張症候群」。要治這種頭痛，可以在月經來之前，提前一個或者兩個星期就服用加味逍遙散，沒等它發作先把鬱結解決了，頭也就不痛了。

有的人是月經之後疼痛，這就和血虛有關係，頭痛是因為月經期的失血，血不足以上養，所以要補血，可以在月經之後或者兩次月經之間，吃點當歸，胃口好的吃點阿膠，或者直接吃中藥「八珍益母丸」把血補足，才能根除引起頭痛的病灶。

血瘀導致的頭痛

如果頭痛比較劇烈，而且頭痛的部位比較固定，除了隨著靜脈波動，一跳一跳地頭痛，可能有的病人還有一些針刺感，再看舌質，一般都會偏暗，甚至是暗紫的，仔細觀察，舌頭上面還有瘀斑，這是血瘀導致的頭痛。要使這種性質的頭痛不發作，或加大發作

的間歇，就要吃點活血藥；可依發作的間歇，間斷地
服用「血府逐瘀湯」。血府逐瘀湯是清代王清任《醫林
改錯》裡的方子，裡面有養血的當歸、生地，又有化
瘀的桃仁、紅花，既養血又化瘀，吃這個藥吃到舌質
不那麼暗了的時候，會覺得頭痛問題也減輕了。

睡眠不好誘發的頭痛

因為睡眠不好誘發的頭痛，比如經常做夢，晚上
入睡困難，睡醒了也不解乏，還把頭痛帶起來了。這
時候就要考慮先調理睡眠，用一些養心安神的藥，比
如「天王補心丹」很適合過度勞心的人，他們最容易
心血暗耗，不僅失眠、健忘，心裡還會一陣陣發慌，
嚴重的還會覺得手腳心發熱，用這個藥是因為在補陰
血的同時還可以去虛熱。雖然天王補心丹的說明書上
可能沒有寫能治療頭痛，但失眠和頭痛都是因為陰血
虛引起的，可以從同一個機理上去解決幾個病狀。這
就是中醫的特點，不懂中醫的人吃中藥只會根據藥品
說明書上的指示吃，如果懂中醫，很多藥是可以活用
的。

　　比如大家熟悉的感冒清熱沖劑，顧名思義只是治感冒的，但懂中醫的人就可以把它作為通便藥來吃，因為中醫講「肺與大腸相表裡」，肺氣不宣時大便就會不通，很多通便藥裡都有治咳嗽的杏仁，是為了用它宣肺氣以通便，感冒清熱沖劑通便也是這個原理。但如果是因血虛便秘就要吃當歸，當歸也不是通便藥，但病在一個原理上，能殊途同歸。

吃飽了就犯的頭痛

　　還有的人是吃完了飯就頭痛，而且吃得越飽越頭痛。再細問，這些人平時很容易疲倦，動不動就抱怨累，這種頭痛就是典型的脾虛了。脾氣的功能不僅是消化食物，還要保證清氣上升，保證大腦的氣血供應。我們正常人也會在吃飽了之後犯睏，那就是在分爭脾氣。

　　如果是個脾氣虛的人，吃飽了飯，本來就不充裕的

脾氣要兼顧食物的消化和陽氣的向上供給，肯定吃力了，大腦失去了清氣的供給，就會誘發頭痛。這種原因的頭痛，靠吃止痛藥肯定是不能根治的，要補脾氣。

「補中益氣丸」是減少偏頭痛發作的常用藥，這種藥不能痛起來才吃，因為裡面沒有任何止痛成分，而是要在平時吃，堅持吃一兩個月，把脾氣補足了，不讓頭痛有發作的機會。

我有個同事，一直偏頭痛，她知道中藥更能去病根，就吃了一種從新加坡進口的治療頭痛的中藥製劑，上面寫著是「活血化瘀」。她的舌頭很暗，確實也有血瘀，而且還真是一吃就不痛了，但是唯獨沒有減少發作，每次還要靠吃那種藥才能把難忍的疼痛熬過去。我一聽就馬上懷疑這是中藥嗎？要是中藥，起效一般沒那麼快，而且要是真的可以活血化瘀，她引起頭痛的問題應該解決了呀？至少發作的次數肯定會減少。結果，沒過多久，衛生部查處一批違法添加西藥的中藥，其中就有這個藥，而且添加的成分早就因為嚴重的副作用被禁用了；原來它的止痛作用並非其中的中

藥，而是藏在裡面的添加劑。

　　因為偏頭痛實在難忍，病友之間會有很多經驗方法互相介紹，上面的例子對大家應該是個提醒，真正能根治偏頭痛的藥物未必馬上起效，也不是吃一次就能解決的，而是需要一個相對緩慢的治療過程，但只要你完成了這個過程，解決的可能不只是偏頭痛，很多相關問題，比如血瘀性頭痛導致的面色發黑發暗，心血虛性頭痛導致的失眠、心煩也都迎刃而解了。

要命的頭痛

　　有一種頭痛是相對危險的，就是「蛛網膜下腔出血」引起的頭痛。2009 年，趙本山因為腦出血住院，媒體爭相報導，他的出血部位就是蛛網膜下腔。這個病名聽起來很嚇人，畢竟也是腦出血呀！事實上，作為出血，它比其他危及生命的腦出血要輕得多，雖然凡能引起腦出血的病因也能引起此病，但腦出血還是以顱內動脈瘤、血管畸形、高血壓動脈硬化症等更常見。但是除非是動脈破裂引起的出血，其他的蛛膜出血，比如因為血管畸形造成的，或者原因不明的出血，一

般都可以痊癒，不像其他出血是可以危及生命的。

蛛網膜下腔出血引起的頭痛

蛛網膜下腔出血引起的頭痛，可以痛得非同尋常，已經超過了神經性頭痛的程度。如果你是老頭痛的病人，蛛網膜下腔出血的頭痛，會比以前嚴重、難以忍受，痛到渾身出冷汗的程度，這種異乎尋常的頭痛，就是一種警報信號。發生這種出血有幾個誘因，一個是情緒激動，一個是過度用力，都是腦中血管的壓力驟升。

血管畸形處，其實本身就是個薄弱環節，壓力大的時候，血液總容易在那裡找到突破口。血液一旦在薄弱處突破，人就會劇烈頭痛，疼痛嚴重時人會臉色蒼白甚至嘔吐；出血導致的疼痛，部位相對固定，就是出血點所在。比較麻煩的是，這種出血的人，之前可能也有反覆發作的頭痛，因為每次血壓升高的時候，血液都呈突發態勢，但只是程度輕，沒突破而已。病人會因此忽視，以為就是老毛病重犯了，唯一不同的是痛的程度比哪次都嚴重。

心氣「虛」的人，別讓心臟過勞

　　心主血脈；中醫說的「氣」，就是「功能」的意思。心氣虛就是心臟的泵血功能減弱了，血中的氧氣因此減少，疲勞就是身體開始缺氧的提示。

　　還有一種疲勞也和心臟有關，特別是一些年輕女性，會在生氣、勞累後出現心慌、胸悶、手腳發涼甚至暈倒，這就不是氣虛，而是氣鬱了。「鬱」是鬱結不通的意思，因為神經調節出了問題，引起心臟出現了類似於心氣虛的異常感覺。

　　心氣虛導致的疲勞，不僅包括了心臟的功能不足，還包括了因為用腦過度導致的自主神經調節紊亂，只是

用腦過度導致的自主神經調節紊亂的「虛」，不能用藥物補心，而是要自己放鬆心情。

心臟猝死前，很多人都抱怨過疲勞

我有個同事才三十幾歲，人很敬業，也很和善。有一次一連幾天沒來上班，同事們就覺得奇怪了，以他的個性即使是遲到都會打電話過來的。打他手機沒人接，再後來就關機了，大家感到不妙，繞了幾個彎終於找到了他家，撬門進去一看，所有人都嚇呆了：他就倒在沙發前，渾身青紫，已經去世了。後來經過法醫檢查，最終確認是心肌梗塞突發引起的猝死。

大家都很奇怪，他之前沒有心臟病呀，而且單位剛安排做完體檢，他的心電圖檢查報告上寫的是「未見異常」。難道是體檢中心沒查出問題，誤診了嗎？諸如此類的心臟猝死事件不斷見諸報端，而主角大多是像我同事這樣，從來沒有心臟病史的青年才俊，這種不知道該從哪里開始防範的飛來橫禍，讓人不寒而慄！我把這件事告訴了北京大學人民醫院的心內科教

授張海澄，他說——

　　其實任何一種心臟猝死前，都不可能沒有先兆，只是患者自己不知道，也沒往心臟病上想而已，而前兆中最典型的就是疲勞；前所未有的疲勞！因為在猝死前，心臟的泵血機能已經減弱了，血中的氧氣也因為心力弱而減少，疲勞其實就是身體開始缺氧的提示了，只是因為疲勞感實在太常見，所以大多數人都麻木了。

　　張海澄教授就遇到過一個病人，很年輕、身體也一直很好，只是近來覺得體力下降、疲勞、胸悶，而且胃也不舒服。他認為自己是餓的，就不停地吃東西，因為胃潰瘍的疼痛，確實是可以通過吃東西來緩解的。總之他一點都沒往心肌梗塞上想，直到最後實在難受得不行了去急診，才發現是急性心肌梗塞，如果再晚幾分鐘命就沒了。

　　這種因為心臟病引起的猝死，稱為「心源性猝死」，

死者是死於急性心肌梗塞──在短時間內，供應心肌的血管完全閉塞了，心肌因為沒有血供應，隨即壞死、失去功能，人體也因此失去了生命的發動機。但一般來說，心肌缺血是一個緩慢的過程，血管逐漸狹窄的時候，人體會為了讓血液繞道走而建立一個「側支迴圈」來彌補供血的不足。但是，如果在側支迴圈完全建立起來之前，人不知道死期將至而沒有好好休息，甚至還保持每天超負荷工作，心肌的供血突然不足，大量的心肌細胞在短時間內突然壞死，猝死就不可避免地發生了。

　　從這個理論上來說，其實很多人都是有猝死危險的，只是他們比較在意自己，發現疲勞了就及時休息，所以雖然也沒有去治療心臟，但至少沒給心臟增加新的負荷，才躲過了一劫。

　　有的人對自己的心臟很警覺，稍微不舒服就吃點硝痠甘油，這樣其實又有點緊張過度了。畢竟很多人都沒

到心絞痛的程度，只是體質在發生慢性改變。過了中年之後，人多少都會有點血瘀，特別是氣虛血瘀。瘀就是不通了，血管的供血受到影響，心臟就不舒服；所以緩解的最佳辦法就是改變這種體質。

有一些中藥既可以預防血瘀，更能夠去除病根，特別是三七。這是一種既能化瘀又不傷氣的藥物，特別適合用於預防心腦血管疾病，我們在後面還會專門介紹。

人過了中年，要特別警惕便秘

便秘，經常是造成有心絞痛前科人猝死的原因，排便時突然用力，心臟一下子就超負荷了。所以如果出現便秘，千萬不可勉強排便，必要時可以借助通便劑。但最好的辦法還是自己能順暢排便，有個方子可以供習慣性便秘，特別是氣虛便秘的人。這類人之所以會便秘，並不是因為大便乾燥，而是沒有力氣排，真正解下來的便質並不太乾。而且他們平時還會時常疲乏無力，特別適合吃這個方子來補氣通便。

養生方　🌀　補氣通便方

材料：生白朮 30 克，肉蓯蓉 10 克，當歸 10
　　　克，升麻 5 克。
做法：將藥材一同煎煮，一劑藥煎兩煎，每
　　　天吃兩次。

吃半個月左右，習慣性便秘的問題就可以明
顯好轉了，這也從另一個角度，保護了心臟。

容易便秘的人不要伏案太長時間，特別是坐辦公
室的人，至少要一小時左右起身活動一次，在太陽下
擴擴胸，讓胸陽振奮一下，這樣也能避免血栓之類的
問題。

心電圖正常，心臟可能不正常

大家肯定會問：「猝死之前，那個人的心電圖不是
正常的嗎？」這就要涉及一個挺讓人絕望的醫學常識
──

普通的心電圖，可能報喜不報憂

有調查顯示：很多通過做「冠狀動脈攝影」被證實有冠心病的病人，可能之前還做了普通的心電圖，但有 50% 的人會被告知心電圖正常，如果不繼續做冠狀動脈攝影，可能他們永遠查不出自己的心臟埋藏著隱患。

會不會是心電圖落後了？不是！

普通的心電圖，只是瞬間的心電活動記錄，冠心病、心絞痛，如果不是處於發作期，在做心電圖的那一會兒時間，大概十幾分鐘吧，恰恰心臟的細胞沒有發生異常放電變化，因此即便有心臟病，心電圖也完全可以是正常的。所以如果普通心電圖正常，而病人卻有明顯的胸悶、胸痛症狀，醫生會建議他做「運動心電圖」，透過運動把心臟潛在的問題誘發出來。

　　一般來講，這種運動試驗對男性冠心病病人的陽性率要相對高一些，也就是說如果男性病人有心臟缺血的話，通過運動試驗大多能從心電圖上發現問題。而如果是女性的話，可能仍舊是陰性，仍舊看不出問題，但也不能完全說明她的心臟就是正常的，這時候，還可以選擇再做一個 24 小時心電圖監測。就是背一個小的儀器盒子，可以把 24 小時的心電圖全部記錄下來。若在 24 小時之中，有胸悶發作或是心臟疼痛等不適的症狀，醫生就可以對照發作的時點，看那時候的心電圖是什麼樣子，這就捕捉到了病人發作時的心電圖，意義比較大。

　　如果做到這個地步，病人還是陰性結果，就是從心電圖上看還是沒有異常，但這個病人的胸悶、胸痛症狀又無法解釋，或者病人非常想知道：「我到底是不是冠心病？」還可以做一些無創的檢查，比如同位素檢查。就是向靜脈裡注射同位素，心肌局部的缺血都可以顯示出來。

　　一般同位素掃描也是和運動實驗結合起來的，有問題的話更容易被發現。如果這個人抽菸，本身就有

高血壓、糖尿病等情況，還可以做一個冠狀動脈攝影。這是微創、侵入的檢查方法，通過導管進入到冠狀動脈，冠狀動脈如果變窄，肯定會導致心肌的供血不足，這個檢查就可以充分地顯示整個冠狀動脈的情況，可以發現哪個地方變窄，變窄了多少。通過這個檢查，究竟有沒有冠心病就可以下定論了。

喜歡長嘆氣，也許心臟疲勞了

人的心臟功能不行時，首先會感到疲勞，有些人還會突然間喜歡長吐氣。長吐氣也就是嘆氣，在中醫裡認為一是解鬱，一是為了補氣。解鬱一般都和情緒有關，因為心情不好，憋住了，這屬於肝鬱，嘆氣就是自己解鬱，這種情況一般出現在壓力較大的成年人中。

除了嘆氣外，這種人可能嗓子還常有異物感，總覺得有東西堵在那兒，吐不出來又下不去，如果是這種情況，就更要從疏肝上治療了，加味逍遙丸可以試一試，如果是肝鬱，吃了之後無論是胸悶、憋氣，還是嗓子中有異物感都會減輕，但如果是心臟的問題，

是心氣虛，逍遙丸自然是不會有效的。

　　除了逍遙丸，平時很多食物也能幫助減輕肝鬱問題，如現在時興喝的花草茶。有肝鬱的人適合喝薄荷茶或者玫瑰花茶，這兩種藥都入肝經，加味逍遙丸裡就用了薄荷。和沏茶一樣，將這兩種茶用開水沖泡後，根據自己的口味稍微加點冰糖或者蜂蜜，喝的時候也能有個好心情。還有人做薄荷粥，要注意在粥熟了之後再放薄荷，一開鍋馬上關火，因為吃薄荷要的是它的揮發成分，煮的時間久了就沒有藥效了，感冒藥中的薄荷，向來都是後下的。

很多孩子也愛嘆氣

　　但孩子的心理單純，多半不會胸悶肝鬱，而是在氣不足、不夠用的時候才長出氣。什麼時候氣不夠用呢？一般是心臟功能受影響時；很多有經驗的醫生發現，孩子長嘆氣可能是心肌炎的最先症狀。一旦心肌的功能因為炎症急性受損，泵血能力減弱了，血不能像以前那樣運到周身去，人體就會自發地通過增強呼吸，比如長出氣，來攝取氧氣。

如果孩子曾得過扁桃腺炎或中耳炎，家長要注意，因為這兩種病如果治療不徹底，是可能轉為心肌炎。而心肌炎如果不能迅速發現並徹底治療，心肌持續疲勞，就會引起心臟的擴大，甚至出現心力衰竭，引起猝死。

　　現在人們都知道抗生素不能濫用，但也要分情況，如果是扁桃腺發炎、中耳炎之類，一定要及時徹底治療。對付這種鏈球菌感染引起的疾病，最好的治療藥物就是青黴素，只要孩子不對青黴素過敏，就直接選青黴素。青黴素的口服製劑，一定要按照醫囑指示，把藥量用足，用藥的時間要夠，把鏈球菌的感染治療徹底，以防引起免疫系統的問題，比如心肌炎、腎炎等。到目前為止，免疫系統疾病的治療是沒有特效藥的，一般都要用到激素；所以如果孩子得了扁桃腺炎、中耳炎要當回事，不能和普通感冒一視同仁！但是如果只是感冒發燒，在醫院做血常規化驗發現沒有炎症，抗生素不該用時絕對不用。

疲勞也可能是心臟犯了「神經病」

疲勞的感覺經常和胸悶、心慌聯繫在一起，特別是一些年輕女性，症狀嚴重的時候真的和心臟病人一樣，也會心慌、氣短、胸前區疼痛、手腳冰涼，甚至還會昏倒，而且和冠心病一樣，也是發生在生氣、勞累之後，但是去醫院檢查卻始終發現不了問題。在排除了心臟病、甲狀腺疾病等可以引起上述症狀的疾病之後，她們多半會得到一個「心臟神經官能症」的結論，也就是俗話說的「神經性的心臟病」，是因為神經調節出了問題，才引起心臟的感覺異常。這種女性肯定是比較敏感，心理比較脆弱的，同樣的外界刺激對別人不是事兒，對她們卻是大問題。

我們可能更加熟悉另外一種「神經官能症」是發生在胃腸道的；特點是一著急、情緒一緊張就瀉肚子。其實這種情況正常人也有，小時候我們參加運動會賽跑，站在起跑線上準備的時候，就很想上廁所，而且越緊張越想去。因為精神緊張，大腦皮質影響到主管內臟的自主神經，只是我們的神經調節能力比較好，

不至於真的控制不住。但那些有胃腸神經官能症的人，卻沒這麼好的調節能力，越著急就越往廁所跑，而且是水瀉，瀉完了就沒事。他們的腹瀉跟腸炎的程度不相上下，但真做腸鏡也會發現「未見異常」。

有種「好像得了心臟病」的女孩也一樣，只是她們受影響的不是胃腸而是心臟，也是因為精神緊張，通過大腦皮質，影響到了控制心臟的自主神經。所以這種人往往是典型的小姐脾氣，她們的性格很敏感也很脆弱，很小的事情都會被心思很重的她們放大，屬於心理能量很弱的一種人。而且她們也肯定不是經常鍛鍊的人，身體的能量也不足，符合中醫的「氣虛」。雖然心臟沒有發生任何器質性病變，但功能不足，稍微一點刺激都難以適應。

這種人通常會被人說成是裝病，或者小題大作，但是她們的疲勞和難受是真的，如果想改變最適合中藥調理。要是怕上火，又不是虛得很嚴重，可以用點西洋參。藥房裡賣的西洋參很多是切片好的，那就根據個人虛的程度，直接把 10-20 片從藥房裡買的西洋參片放在杯子裡，用開水像沏茶那樣沖開，然後杯子上

蓋個蓋子，使西洋參的成分不至於從蒸汽裡揮發掉，每天別人喝茶，妳就喝參水，喝一個星期就應該有明顯的變化。

還有一種中藥「柏子養心丸」，其中有補益的成分，很適合這種一驚一乍，有點動靜就心慌的女孩，如果確定就是心臟神經官能症，吃這藥還可以增加她們的心理能量，改善心臟的神經官能症狀。這些有心臟神經官能症的女孩，除了注意虛的問題，也不能忽略了疏肝，因為精神緊張、心理脆弱的人，如果用中醫辨證，一般難逃肝鬱。她們可能是在氣虛的根本上又加了肝鬱，所以既要用人參之類的打底子，夯實體質，也要用逍遙丸之類的解鬱藥，祛除肝鬱這個標。

上樓就累，是心功能不好的信號

我有個病人很容易疲勞，特別是上樓的時候，要喘很長時間，因此她一直擔心是自己的肺有問題，因為她聽說現在肺癌發生率高，女性的發病率更高。女性不抽菸的居多，她們如果得肺癌，往往長在肺臟周邊，而不是長在氣管、血管附近，所以不可能像抽菸

的男人得的肺癌那般，以咳嗽作為症狀來提示。女性
的肺癌因為症狀隱匿，被發現時往往是末期，這個特
點讓她很為自己的喘擔心。但是她很胖，而且心臟早
搏很多年了，所以我很有把握地告訴她，她的喘和走
路一多就疲勞，都不是肺的問題，而是心的問題，以
西醫的說法是「心功能弱」，用中醫說法就是「心氣虛」。

　　這種狀況在醫院是很難通過檢查發現的，因為氣
虛的人可能身上的器官、臟腑的結構是好的，只是能
量不夠，不能使結構正常的器官充分發揮作用，好比
眼睛的弱視。弱視的孩子家長很緊張，不知道怎麼治，
總問：「能動手術嗎？」醫生只能遺憾地說不能。因為
弱視的孩子眼睛結構上沒問題，他不像斜視，有斜的
問題存在，通過手術把斜矯正了，眼睛就好了。「弱」
的問題不能通過結構的改變而有所改變，只能把能力
提上去。所以中醫可以不通過手術來治療弱視，方法
就是通過中藥來補養氣血。而弱視的孩子身體特別壯
實的也少，往往都有點脾氣不足，具體說是不愛吃東
西、飯量不足、有些面黃肌瘦。只有使這種孩子的氣
血豐盛了，才能有足夠的營養供應到眼睛，提高眼睛

視物的功能。

　　上樓的時候是心臟做功最多的時候，如果一個人從來不鍛鍊，他的心臟就沒多少潛力，上樓就要增加心臟的工作量，自然就覺得累，需要通過喘來增加氧氣的吸入；如果每天都爬樓梯，心臟接受鍛鍊了，慢慢地功能就會提高。但是如果心功能本身就有問題，鍛鍊時則必須謹慎，甚至還要禁忌，因為心臟已經沒有潛能可挖，強行爬樓相當於消耗最後的餘力。

心臟的功能分級

　　美國紐約心臟病學會，於 1928 年提出一項分級方案，主要根據患者自覺的活動能力，將心臟的功能劃分為四級，級數越高，心功能越不好。

一級，患者雖患有心臟病，但活動量不受限制

平時一般活動不會引起疲乏、心悸、呼吸困難或心絞痛；這種情況，病情比較輕。

二級，患者的體力、活動，受到輕度的限制

休息時沒什麼感覺，但只要做一般體力活動，就可能出現疲乏、心悸、呼吸困難或心絞痛。而且稍微一運動，就會覺得疲勞，已經有心功能減退的信號。

三級，病患體力、活動，明顯受限

平時小量活動即可引起上述症狀。還沒敢怎麼運動就覺得疲勞了，這就是所謂的手無縛雞之力，心臟功能已經出問題了。

四級，患者不能從事任何體力活動

休息狀態下就出現心衰的症狀，體力活動後加重，不運動也同樣覺得疲勞。

這是通過自己感受對心臟功能的一個初步判斷，最後的診斷還要配合醫院的心電圖、負荷試驗、X 光檢查、超音波心動圖等，來評估心臟病變的嚴重程

度。很多心臟已經在慢性衰竭或者功能下降的人，還習以為常的用疲勞去解釋一切，這對病情是個極大的貽誤。

我認識一個從事攝影的朋友，很有成就，但他的成就真是用命換來的，為了拍好片子，一直在做消耗性的工作。他以前有肝病，因此一直貧血；他家住四樓，是沒電梯的老房子，每次回家爬樓梯都要歇幾次，但他總覺得是自己年歲大了沒當回事。在治療肝病的時候，他有一次做了個心臟超音波，發現心臟擴大了。他和醫生都很奇怪，因為之前他的治療重點一直在肝上，怎麼突然多了個心臟病？其實不是，這個心臟擴大應該是他的肝病導致的貧血引起的，因為血不夠，負責給全身推動血液的心臟只能加倍地工作，結果就把心臟的肌肉累得過分發達了。

那些表現優異的運動員，身體上的很多部位都是提前老化的，比如膝蓋、關節、韌帶，幾乎和老人的一樣，就是因為用得太多了。心臟也一樣，擴大的心臟其實是勞損的，別看個大，但功能不行，而且供應的血管還是以前的血管，稍微增加點運動，血就供應

不上，所以會比其他人容易疲勞，而且會胸悶，甚至心絞痛。因為上樓是最費力的，也最容易反映出心臟功能的狀況。

有的時候，看著體質很壯實的大胖子也會氣很虛，比瘦人還容易疲勞，上樓的時候尤其明顯。別人通常會說他意志品質薄弱，太嬌氣，其實不盡然。你想想，原本適應 70 公斤體重的心臟，突然要幫 90 公斤體重的身體供血，自然會覺得累，功能跟不上就會氣虛、疲勞。

「氣虛」與「陽虛」之分

中醫體質中有氣虛、陽虛體質之分，這兩種體質的人都是功能不足，他們的典型特點是白白胖胖的，但一看就是虛胖。原因就是他們的心氣，也就是心功能不行，跟不上體重的變化，所以人變虛了。也正是因為功能不足，體內很多汗垢排不出去，積存在那兒，就形成了痰濕。有了痰濕的同時，血脂、血糖也高，面色也乾淨，汗也多，自己覺得出的都是「油汗」。我一見到這種人就會想到去汗，但是不能用瀉藥，因為

他們還有氣虛的問題，功能本身就不足，動不動就疲勞，所以要攻補兼施。

　　看一個人是不是經得起瀉，是不是該瀉，看他的身體重量中脂肪所占的百分比。一般而言，男性體脂肪率超過 25%、女性體脂肪率超過 30%，就稱為肥胖。30 歲以上成年女性的脂肪率超過 30%，30 歲以下女性超過 27%，由於體內的脂肪比例過高，雖然看起來不胖，也屬於「隱性肥胖」。最近的一項健康檢查報告指出，19 歲以上的女性中，每 3 人裡就有一個是隱性肥胖。

　　被脂肪充斥的身體肯定是多虛，想減肥，只靠瀉藥是治不好根本的，甚至經不起瀉，而且僅僅是瀉，也不能改變肥胖的狀況，正確的治療方法應該是「補陽氣」，甚至是把陽氣壯起來，用陽氣把脂肪燃燒出去。

　　這種表面看起來身材勻稱、體重正常的人，脂肪比例之所以會偏高，原因主要是缺乏運動，其中有一半幾

乎從來不愛運動。年齡集中在 19-34 歲，這一組人很危
險，等過了 45 歲後，到了更年期，這種隱性肥胖就會
變成超重；因為那時候陽氣已經不足了，更沒能力燃燒
脂肪，這樣的人怎麼可能不疲勞呢？

什麼樣的心痛是真致命的

　　既然疲勞發展到一定程度就可能導致心臟問題，
那麼是不是只要出現了胸痛，就代表問題嚴重了？我
有很多朋友就對胸痛特別敏感，經常晚上打電話問我：
「我的左胸疼了一天，到現在都沒好，是不是心絞痛
了？」疼痛持續的時間越長，人們可能越擔心。

　　但心絞痛卻恰恰不是這樣的。一般來講，心絞痛
持續的時間都不會太長，都在 5-10 分鐘，而且一般是
在運動、飽餐、受寒以後出現。比如冬天，有病人一
出門，一著寒風就開始疼；有的人是追車，跑幾步之
後就開始疼了；還有的是飽餐之後突然疼了。而且這
種疼不可能延遲很久，不可能今天白天很累，晚上躺
著休息時才感覺不舒服。一般的心絞痛都是在勞累的

當時發作，而不是在休息以後才發作的。

　　如果在運動過程中突發胸痛，需要馬上停止運動，休息一會兒後疼痛就緩解了，或含一含硝痠甘油 5-10 分鐘就緩解，這樣的胸痛可能就是比較典型的心絞痛。單憑這些症狀，哪怕心電圖是正常的，這個人也要開始重視心臟問題了。如果再出現特別嚴重的疲勞感，而且連續幾天得不到緩解，同時還伴有胸悶，那更要特別小心了。

　　真正可能是心絞痛的胸痛，最典型的是痛在胸骨的後邊，而且是中上的，並不一定是在心臟的部位。疼痛可能呈放射狀，會沿著左臂的內側一直放射到左手的無名指和小指。也有極個別的病人，會放射到下頷部，有些人甚至還會牙疼，這就有一些變異了，是放射部位的變異性；心絞痛非常典型的時候，胸骨後會有一種壓迫感。

病人會說：「我這裡像壓了一塊石頭。」

有些病人則說：「是一種針刺感。」

這種情況倒不一定是心絞痛。

如果吃了硝痠甘油之後疼痛得到緩解，就是心絞痛的一個信號。這也是醫學上的一種診斷方法，叫「診斷性治療」，比如一個人被懷疑有某種疾病，在很難明確診斷時，可以用對該疾病療效顯著的藥物進行治療，如果真有效了，就說明確實有這病，診斷和治療是同時進行的，治療是為了達到診斷的目的，所以叫診斷性治療。

一個人覺得胸悶心痛，含了硝痠甘油之後如果很快緩解，自然說明用對了藥，心臟確實有問題。如果還照樣疼，就說明未必是心臟的原因了。但是要注意的是，如果此人比較年輕，三四十歲，以前又沒吃過這藥，那麼含的時候最好平臥，因為硝痠甘油能很快擴張全身血管，使血壓降下去，沒吃過的人可能會因為血壓突降而暈倒，躺著吃的話，血壓的改變就沒有那麼明顯了。

如果你抽菸，有心臟病、糖尿病、高血脂等病史，

對疲勞加胸悶的症狀就要更小心，特別是有的糖尿病人，對疼痛的反應比較弱，甚至會發生「無痛型」的心絞痛，就是已經發生心肌梗塞了，但是自己還沒有感到疼痛；這可能是因為糖尿病引起末梢神經病變，導致病人對疼痛的反應遲鈍，就很危險了。

如果家族裡，比如父母親或者兄弟姐妹在年輕時出現了比較嚴重的心臟病，有猝死或者腦血管疾病的病史，自己就要特別注意是不是常有疲勞感出現？出現了以後是不是很嚴重？現在醫生普遍主張，三十歲以上的人都要堅持量血壓，而且每年要有常規的體檢，包括血脂、血糖、體重等都要監測，疲勞程度也應該在自己監測的範圍內。

萬一心臟突然出現問題，就要用到與生俱來的保命經絡和穴位了。我認識一位很有名的針灸醫師，在出國講學回來的飛機上，她突然感到胸悶、憋氣，特別不舒服，連忙找到手臂內側的心經和心包經，正好又帶著刮痧板，就從手腕一直刮到肘下，連續刮了幾下後，便覺得心胸豁然開朗了。這樣的刮痧更適合心絞痛反覆發作，不是很厲害，但老是覺得胸悶不舒服

的那種。疼痛、發作的時候要刮，沒有發作也可以刮，可以預防；如果是心絞痛、心肌梗塞則必須馬上送醫院。至於穴位，則要重點關注胸口的膻中穴，穴位就在胸骨上，兩個乳頭連線的中點。可以拿刮痧板在穴位從上往下刮，刮的時候會感覺某個地方特別疼，那就重點刮反應最強烈的地方。

另一個可以救急的穴位在腳上，前腳掌第二個腳趾縫下。這個穴位沒有名字，不是經典的穴位，但它是心臟在足底的敏感區。可以從趾縫往後捋，如果確實有心絞痛、血瘀的問題，會有非常疼，不能碰的地方。除了急救時可以用，平時也應該用刮痧板時常刮一下這個地方，能很好地緩解心絞痛。

防心臟意外，可以試試雲南三七

我在《名醫講堂》主持直播採訪時，經常有人讓我問專家：「總覺得疲倦，中醫又說有瘀血，該吃什麼補品呢？」

中國人是喜歡進補的，特別是經濟條件轉好之後，一發覺疲勞就想到了虛，就想到補品。這和創始「攻下」

療法，也就是通過出汗、瀉肚、嘔吐三種辦法來治病的張從正所處的時代類似。張從正生於金元時期，當時吃補藥成風，既然病人高興，醫生也便投其所好，於是補藥把當時的人吃得瘀滯、上火，張從正的「攻邪派」才得以出現，他通過攻下的方法，把因為濫補蓄積在體內的瘀滯排除，使人體自身的正氣得以施展。

所以，很多人雖然吃了瀉藥，反而有精神了，不疲勞了，用張從正的話說就是：「不補之中有真補存焉。」張從正的思想，很適合那些急著通過吃補藥來改變疲倦狀況的人，因為他們很多人不是真虛，而是因為有瘀滯，要是虛，也是因瘀致虛。如果一定要吃藥的話，應該是三七，從根本上把導致虛弱、疲勞的瘀先解決掉。

有瘀的人會感到疲勞，因為血脈不通了，營養就輸送不了，氣力就會不支，所以要化瘀。但是化瘀也要因人而異，而且要慎選藥物。很多人一聽說自己有瘀就開始吃活血藥，比如「大黃蟲丸」。北京積水潭醫院的醫生說，二十世紀 50 年代，一家大醫院一年也用不了一箱這種藥，因為知道它破血的功力，而現在許

多醫院一年都要用到六七百箱，絕對有點濫用了。

　　如果你了解這個藥的組方，就知道它的厲害：大黃、水蛭、乾漆、桃仁……活血作用十分了得，否則也治不了瘀血嚴重到眼眶發黑，皮膚甲錯（俗稱蛇皮癬、魚鱗病）那種程度了。這麼多的活血藥，吃多了，人肯定會虛，會覺得更疲勞，因為其中沒有一味補氣的藥。適合吃這個藥的人，化瘀是當務之急，但並不是有瘀就適合吃，一定要因人而異。我有個病人，因為老生氣、肋部脹、胸悶，自己知道肯定是肝氣鬱了，所以吃舒肝丸，結果吃了半年後，倒是不脹了，不悶了，人卻吃得沒力氣了，總覺得很疲勞。因為疏肝藥和活血藥一樣，也會破氣，消耗器官的功能，所以人會覺得沒力氣。

　　很多人說中藥不能長期吃，長期吃人會虛，可能就是吃了過長時間的活血藥，都會破氣，不僅把身體吃虛了，還吃壞了中藥的名聲。試想：如果是張根據體質開

出的調理氣血的方子，怎麼可能把人吃虛？

　　說三七這味藥好，是因為它是活血藥裡唯一活血、但不破氣的藥。《本草綱目拾遺》記載：「人參補氣第一，三七補血第一，味同而功亦等，故稱人參三七，為中藥之最珍貴者。」《周易》裡說，西南是土氣很重的地方，也是肥沃的土地，三七就是長在西南的，外面的顏色是青的，裡面的顏色是黃的。青可入肝，肝是藏血之臟；黃可入脾胃，能益氣統血，所以三七本身具備了補益的能力。

　　雲南在地人說，過去發配到雲南的罪犯，進獄之前都要被棒打，要是不買通獄卒，這個過程是非常受罪的。要是買通了獄卒，就會給犯人一大碗藥，在打殺威棒之前給他喝了，這藥裡面的成分主要是三七。喝了三七藥，打完了以後是什麼結果呢？棒瘡兩天後即迅速消散，被打出的瘀血也都能散掉。

　　現在很多人很早就出現了三高問題：血壓高、血脂高和血糖高。三高就是一種代謝症候群，髒東西排不出去，留在體內，所以是虛實同有，在中醫裡都屬於瘀滯，吃一點雲南的三七粉，比單純的補，或者單

純的活血，效果都要好得多。但如果要透過服用三七來改善瘀的狀況，一定要持之以恆。

很多上了年紀的人，知道要吃阿斯匹靈來預防血栓，劑量一般是每天 100 毫克，而且是腸溶的，所以也沒有了以前阿斯匹靈吃了傷胃的弊端，這是目前為止預防血栓效果最被確認的。但實際上三七的作用更全面，補養作用更大。因為三七價格比較貴，最好是將它研成粉，每天 3-5 克，這樣比煎在湯藥裡吸收更徹底。也可以加在食物裡，比較著名的就是三七雞湯。

養生方　　三七雞湯

材料：三七 15 克，不要研成粉，雞 1 隻，鹽
　　　少許。

做法：雞剖洗乾淨，斬塊，放入砂鍋，加入
　　　三七和適量清水，燉到肉爛加鹽調味
　　　即可。

吃的時候把三七也一起吃掉，為保養心臟，

減少血瘀，一般一周食用兩次就可以了。

心臟功能弱，試試藏藥紅景天

紅景天既能補氣，又可以防血瘀，而且補的作用比同樣能化瘀的三七還要大，更接近能補氣的人參。在國外，紅景天主要是給飛行員、太空人、潛水夫用的，屬於強壯劑，所以解決心臟功能不足的問題，自然會有奇效。

我有個朋友是報社的老總，處於勞心者治人的位置。有一次因為要去西藏而做體檢，醫生拿著體檢報告問：「你是不是很少做運動呀？」他很奇怪醫生怎麼知道的？醫生說：「因為你的心臟很小！」他想了想，好像之前的很多症狀全被這個心臟小解釋了：第一個就是他喜歡含著胸，睡覺也喜歡趴著睡，或者一定要抱個東西在胸前。中醫的解釋這和胸陽不足、心氣虛弱有關。而且手腳總是涼的，中醫叫「四末不溫」。用心臟問題也能解釋，因為心臟沒力量，不能把血液推到遠端，所以他的末梢循環不好。

觀察一下中醫的問診，就會發現很有意思；感冒

的時候中醫會問：「怕風嗎？」如果怕風，可能是傷於風，如果怕冷，肯定是體內寒重，會這麼問診，其實是在挖掘人體的生物本能反應。

中醫講「胃喜」為補；一個氣虛的人，肯定不會主動吃蘿蔔，他本能對那種破氣的食物就有一種畏懼；而胃寒的人，可能看到梨就害怕，就覺得胃疼。但是如果是肺火盛的人，肯定主動地去找梨吃，找涼的、含水分多的食物吃。只是胃喜為補的古訓現在不太適用。原因有兩個：一個是因為過去的食物種類少，想吃確實是因為胃喜，但現在很可能是「眼喜」、「鼻喜」，是心裡的欲望，不是身體的需要；另一個是古人的生物本能會比現在的人發達，「胃喜」確實是生物本能體現。

有一年，上海病毒性肝炎爆發，飛經上海的鳥居然把治療肝炎的大青葉全部吃光了。大青葉就是板藍根的葉子，鳥在那個特定的時候有了這個嗜好，就是生物的本能，牠們也要通過抗病毒維持生存。

雖然現代人的生物本能要比古人的弱一些，但在看病時也還能用得上，具體表現就是西醫說的「強迫

性體位」。比如一個一直咳嗽、有肺心病的人，因為感冒加重了，而且重到了不能平躺的地步，只有坐著才能喘得上氣，病人會因此一夜一夜地不能入睡，這個時候就要提防心力衰竭了，不能平躺是心衰的標誌性體位。

前面說的含胸也是一種強迫性體位，因為心氣不足，不能上達，才被迫採取那種姿勢。這是典型的心臟肌力太弱，功能調遣不出來。所以，這個老總稍微運動一下就會覺得累，非常容易疲勞，他的小心臟相當於我們開車時的小馬拉大車，發動機的功率低，卻要帶一輛排量很大的車，跑起來自然會出問題。

沒有高原反應不等於就不缺氧

在去西藏之前，有經驗的人都要提前吃一種由藏藥紅景天製成的成藥諾迪康，這位老總經醫生首肯後就開始吃，只是吃的時候距離進藏只剩下兩天了，按理說應該起不了作用了。但是很奇怪，他到西藏以後的高原反應，反倒比平時做運動，而且比他壯實的人輕得多；難道是紅景天起了神效？

　　實際上紅景天固然有效，但也不全是紅景天的功勞。之所以他的高原反應很輕，是因為他偏小的心臟，始終沒給他身體充足的氧氣，等於他多年來都生活在相對缺氧的狀態中，因此對缺氧的敏感度下降了。而那些經常運動的人，氧氣的供應長期都是非常豐沛的，一旦缺氧馬上就有反應。不信你可以看看那些抽菸的人，他們如果進藏，高原反應肯定比不抽菸的人小，道理是一樣的，他們和小心臟的這位老總一樣，已經習慣了缺氧狀態。

　　但是這並不是好事情，就像一個人如果氣管嗆進了異物，肯定會使勁咳嗽，為的是把異物排出去，如果他不咳嗽，後果會如何？肯定就要造成異物留在體內，雖然沒有咳嗽的問題出現，但是後患可是無窮。同樣沒有高原反應不等於就不缺氧，而很可能是失去了警報能力，如果同樣的危險來臨，沒有先預警恐怕殺傷力更大。

　　從西藏回來，我這位朋友開始每天吃起諾迪康來了，吃到現在已經三年多了，他說很奇怪，除了疲勞減輕之外，這藥居然吃得自己比過去挺拔了一點，開

始挺胸做人了。其實就是以前的含胸習慣沒了，那種強迫性體位改變了。因為心氣不那麼虛，不用下意識含胸來保護虛弱的心氣了，估計現在他要是再進藏，高原反應肯定比以前嚴重。目前市場上賣生藥材紅景天的很少，主要是製成了成藥的紅景天既能補氣又可以防血瘀，而且補的作用比同樣能化瘀的三七還要大，更接近能補氣的人參。

第三章

導致衰老和疲勞的生活細節

女人一過 35 歲，身體就會悄悄發生變化，腹部開
始長游泳圈、變黃臉婆、平乳垂臀了。這些看上去不美
的外表端倪，其實都是內在出現了健康的問題；這時要
特別在意生活細節，不要貪涼、管住貪吃的嘴……這些
容易導致衰老和疲勞的事一定不要再做了。

女性衰老預兆

35 歲，是女人的一道坎。

女人覺得自己老了，一般在 30 歲左右，這個時候生活需要照顧的方面多了，體力的不支隨即顯現出來。其實這種情況，早可以到 28 歲左右，晚可能到 35 歲左右。但身體再好的女性，到了 35 歲，也會多少出現衰老虛弱的徵兆。這點《黃帝內經》中早就預言了：「五七陽明脈衰，面始焦、髮始墮。」意思是女人到了 35 歲，脾氣就開始衰弱了，這時脾經、胃經經過的面部、頭部，因為經脈之氣的衰弱，就會出現面容憔悴、頭髮脫落的問題，這是女性衰老的開始。

男性的衰老比女人稍微晚一點，因為男人以八為週期，女人以七為週期，男人的衰老一般出現在五八 40 歲，40 歲是男性成熟到頂的時候，過了這個頂就開

始走下坡路了。女人如果在 35 歲或者 28 歲之前，還可以借助青春的自然力量，來保證健康和美麗，過了這個坎，健康維繫就多要靠外來的力量了。

指甲上的「月牙」越少，身體越糟糕

皮膚、頭髮是女人觀察自己健康最直觀的元素，除此之外，指甲以及指甲上的「小月牙」，也是健康乃至衰老的預警信號。身體好的人，或者身體狀態好的時候，這個月牙就大、就多，反之就小、就少。大病之中，或者身體虛弱的人，不僅月牙小甚至沒有，指甲也會乾癟無光。

指甲上的月牙，就是不斷長出指甲的「床」，這裡供應指甲生長所需的營養，有豐富的血管及神經末梢，當人體血供應正常，指甲末梢供血充足，指甲生長速度就快，因為新生的指甲還沒老化，所以顏色較淡，所以就形成了顏色偏淡的月牙。也就是說，指甲生長快時，月牙就大，指甲生長慢時則小，甚至不太明顯。你如果仔細觀察，肯定會發現，月牙大而且數量多的人，肯定是精力旺盛的，她們也比同齡人顯得年

輕，有活力。

　　指甲、皮膚、頭髮，也是需要營養，需要蛋白質的供應，但是相對於心、腦、腎等這些重要器官來說，指甲、皮膚、頭髮是次要的，遇到疾病或者營養供應不足時，身體會棄車保帥，先將指甲、皮膚、頭髮的營養暫停，以保重要器官，就像壁虎遇到危險時會斷尾，海星遇到危險時會拋出內臟一樣。一旦這些次要部位出問題了，比如皮膚乾枯、頭髮脫落變黃、指甲月牙小了、少了，那一定是身體的氣血拮据了，照顧不過來了，至少提示要改變正在消耗身體的不良生活，甚至需要調補了。

　　中醫認為指甲和頭髮都是「血之餘」，為肝、腎所主，指甲不好，月牙小的人是肝有問題。但這裡所指的肝，不是單純的肝臟，而是包括了肝臟在內的多器官系統，包括造血系統、生殖系統。中醫說的「肝不好」，一般是指肝血虛，肝血虛的人未必是得了或者正

在得肝炎的人，但是肯定在一定程度上，出了營養代謝的問題，氣血的供給不良了，即便沒有器質性病變，至少功能是弱的，體質是虛的。

能體現中醫所說的肝臟系統的指甲，在此時多是乾癟的，月牙也很小。特別是女性，除了月牙小，還多有月經問題，身體也比其他人怕冷，容易疲勞：凡此種種，都是吃進去的營養，不能充分為身體所用的結果，或者因為疾病、勞累造成的消耗，有點入不敷出了。

所以能補血的藥物，都可以讓月牙增大，與此同時，頭髮、皮膚的狀況也會隨血虛的改善而改善，比如經典成藥「烏雞白鳳丸」、「八珍丸」，臺灣女性在月經後多要服用的名方「四物湯」等，都是這類指甲上月牙少的女性可以藉以補氣養血的。

急病轉慢性病

體質弱的人一旦生病，比其他人更容易轉成慢性病，老年人也容易將急性病拖拉成慢性的病，都是因為本身是虛弱體質，或者未老先衰了。

　　我一個親戚六十多歲，有多年的泌尿系統感染病史，一直經常性發作，特別是遇到勞累，比如春節前要收拾房間、客人來了要多做幾個菜、身體不好時拖一次地板，泌尿系統感染的毛病都要犯。每次都是小便澀痛，甚至尿血，必須吃消炎藥，使勁喝水，過三四天才能恢復。追溯她的病史，就是一次急性泌尿系統感染沒有控制住，結果轉成了慢性的。像她這樣由急性轉慢性的例子，在女性中很常見，可以是泌尿系統感染、急性咽炎轉為慢性咽炎、急性腸炎轉為慢性腸炎等等。

　　急性病多是細菌大舉進犯，這時候身體裡的白血球以及免疫系統就要調動起來去保衛健康，但是氣虛的人，或年紀大的人，功能是下降的，其中就包括免疫功能。有的女性，即便是正常時期，白血球的數量也比別人要低，她們一直靠這種低水平狀態的免疫力維持健康，一旦外敵入侵，戰鬥力不夠強了，不能全面迅速、徹底地殺敵，如此就把一場本來該速戰速決的遭遇戰，變成拉鋸戰，急病就變成慢性病了。

　　但凡有這特點的人，多是氣虛的體質，慢性病治

療過程也同樣證實不是外敵太多，而是她們自身戰鬥力不強。比如我說的那個親戚，她每次泌尿系統感染時都要吃消炎藥，但藥效不斷降低，為此只能不斷換藥，效果也都不能維持，後來有人介紹給她一個方法，就是每次犯病小便痛澀難忍時，先在馬桶裡倒一桶開水，之後把馬桶蓋蓋上，坐在被開水熏熱的馬桶蓋上。

誰也沒想到，這個土辦法居然非常有效，居然使逐漸失去或者減弱效果的消炎藥，增加了藥效，每次犯病恢復的時間變短了！之所以如此神奇，就是因為她的免疫系統的能力已經弱了，能量供給不足了，因此不足以殺死外敵，這種開水熱熨的辦法看似偏方，實際上就是給她的身體以最低的手段補充能量，能量多了，參與免疫的各個環節就多了殺敵的幹勁，療效就是這樣產生的。活人與死人的區別不是結構上的，而是功能和能量上的，死人就算是個全屍，但器官沒有功能，身體不能再產生能量。

人從生到死的過程，其實就是功能逐漸減退，能量逐漸減少的過程。這個過程既可以把它叫作衰老，也可以把它叫作虛，而急性病轉慢性病，也就是在這樣的過程中產生的，要想扭轉就要提高功能，補充能量。機理一致的是中醫的補氣補陽藥，比如單味中藥的人參、黃耆、白朮等。

　　中成藥中的補中益氣丸，如果你是個慢性泌尿系統感染患者，在每次犯病時，除了吃西藥的消炎藥，同時配合上這類溫熱性質的補氣藥，治療的效果就會明顯提高。

漏尿，令女人尷尬的隱私問題

　　中醫講「脾主肌肉」，肌肉的彈性和張力等問題，都歸脾主管，脾氣虛的時候，肌肉的張力是下降的，彈性是不足的。如果妳是個脾氣虛的人，到了一定年齡，即便沒有久咳的問題，仍舊會出現漏尿問題；一旦腹壓增加，比如咳嗽、噴嚏、大笑，甚至運動，都

會導致小便的遺漏。

　　我見過一位女性白領，不到 40 歲，有一年冬天得了感冒，好了之後留下了咳嗽的毛病，而且一直拖延著，她自己曾開玩笑說：「得了百日咳。」之後一年左右，她突然辭職了，理由是身體不好。旁人很奇怪，不就是個咳嗽嗎？至於為此辭掉薪水很高的職位？她每次都只是笑笑，因為實在沒勇氣對人解釋，她是因為漏尿不得不辭職。咳嗽到最後，只要一咳嗽，小便就要遺漏出來。為此不得不一直使用衛生護墊，噴香水。但即便如此，仍舊覺得自己渾身有異味，怕同事嫌棄，她才不得不辭職了。

　　這種漏尿起因於久咳不癒，這種現象在國人女性中非常常見，醫學界為此特意成立了個研究學會；學會成立時，著名的呼吸科專家鍾南山教授前往參加會議，因為長年接觸咳嗽病人，鍾教授很能體會這些漏尿病人的尷尬。但是即便沒有這樣的久咳，女性過了50 歲甚至更早些，這種情況也會出現。

　　有人可能因為生育過多，導致尿道括約肌鬆弛，因而漏尿。這在過去的農村常見：一是因為生育多；

二是因為生育之後，沒有恢復很好就下田勞動，影響
了括約肌彈性的恢復。但是，非洲女性的生育數量遠
在中國女性之上，她們的勞動程度也不低，但並不是
此病的高發人群。這就說明，這種尷尬的隱私和中國
女性的體質有直接關係。

　　一旦出現了漏尿問題，至少說明妳的體質在下降，
甚至在未老先衰，如果注意觀察，與此同時還有精力、
體力的不足，總覺得累，甚至在大便上也出現問題，大
便很容易不成形，質地很糟，這也和腸道的肌肉力量有
關，很多脾虛的人可能更嚴重，終身都是溏便。凡此種
種，其實都是氣虛導致的，甚至就是衰老的開始。

中醫的「濕氣重」，是代謝能力下降了

　　很多人看中醫，都會被診斷出「濕氣重」；濕氣重，
是中醫特有的概念，濕，就是該排泄出去但是沒排泄
出去的廢物；如果從西醫講，可能是脂肪、血糖、過
高的血尿酸、沒有及時排出去的水，都屬於濕的範圍。

　　濕，是人體打掃垃圾的能力下降了，這種人主要
是吃進去的東西太多了，超過了垃圾清理能力；比如

貪吃的大胖子，每天肥甘厚味，就算再好的消化能力也會生濕。另一種就是未必吃什麼油膩的、甜的，但是因為本身脾氣虛，清潔能力就差，稍微吃一點就停滯在身體裡，就會生濕。後者在女性中更多見，脾氣虛的人更容易濕重。

這種人可以經常自己看看舌頭，一般情況是，舌質胖，邊上有齒痕，這是氣虛的典型表現，與此同時，他們的舌苔多是膩的、厚的，可以是白膩、也可以是黃膩。總之一旦是膩苔，就說明身體有濕了，而這類人的濕是在氣虛基礎上產生的，濕是標，虛是本。

濕氣重，人會很容易疲勞，這類疲勞是身體沉重，包括頭也總是昏沉沉的，顯得很重，甚至覺得好項有條濕毛巾裹著頭，這是中醫形容濕重時最典型的表現，即所謂「頭重如裹」，如果在潮濕的夏天，這種感覺會更明顯。

這種人若是個胖子，肯定是虛胖，除了脂肪多以

外，肌肉沒有什麼張力，摸起來軟塌塌的；也可能是
個瘦子，肌肉很少，都屬於脾氣虛的狀態，脾虛加上
濕氣重，就好像本身就沒什麼力氣，現在還要再背個
負擔，疲勞自然就比其他人嚴重。要想改變濕氣重的
問題，不僅要袪濕，更要健脾，因為再少的垃圾，也
得有人來清理，所以，中醫講究健脾利濕。

健脾利濕

　　成藥中的「參苓白朮丸」就是健脾利濕的典型藥物，
因為濕氣重而有些水腫的人，這個藥非常合適。要袪
濕、利濕，藥物的性質一定要偏溫，不能是寒性的，
因為濕邪本身是陰邪。好比一件濕衣服，要想變乾，
要麼日曬，要麼熱熨，都需要熱來蒸化水濕。從這個
意義上說，脾虛濕重的人是非常忌諱受涼的，特別是
吃涼的食物，如果本身就難以消化的食物，比如肉類、
黏性的東西，涼了吃更容易出問題。

　　有人平時身體很好，就吃了一頓涮羊肉或者紅燒
肉，吃肉的同時還喝冰水，或者飽食之後受涼了，胃
一下子就滯住了，好像癱瘓了一樣，食物停在胃裡不

下去，胃口全無，而且好幾天緩解不了。這個時候注意看舌苔，不管以前什麼樣，這時一般都是膩苔，什麼時候膩苔下去了，食慾才可能恢復，胃裡的積滯才可能排出去。有兩種藥物能解決這個問題，一個是藿香正氣水，另一個是加味保和丸；這兩個藥物都兼顧了健脾和化濕、導滯。

藿香正氣水

一般被認為是夏天用的祛暑藥，事實上它可以用在任何季節，只要這個人濕氣重，而且是寒濕，比如油膩食物和寒涼撞在一起時，就容易生寒濕，例如冬天吃火鍋又喝冰水，藿香正氣水很合適，而且一定是「水」，不是膠囊，因為藿香正氣水是乙醇提取的，含酒精，增加了藥物的溫性，更適合去除寒濕，雖然喝起來特別難喝，但效果無法替代。

加味保和丸

類似西藥的胃腸酵素，能增加胃的蠕動力，將因為濕重滯留在胃中的積滯推出去。

怎麼吃都不胖的人，
其實就是虛

　　有的人怎麼吃都不胖，這讓多吃一點就胖的人非常羨慕。其實這沒什麼好羨慕的，如果怎麼吃都不胖的人不懂得珍惜自己的脾氣，他們會在一次生病或者一次生活的變故之後，突然變成一個大胖子，之後便重啟他吃一點就胖的新人生。這種怎麼吃都不胖的人，有些可能是基因使然，本身就是這種體質，但是這樣的人很少，而且怎麼吃都不胖的狀態，一般是在年輕時期，這個時候，人的代謝能力旺盛，還有能力代謝掉過多的熱量，但是，在這個代謝過程中，身體是在無聲無息地付著代價。

　　舉個例子：我有個親戚，是個胖子，但因為父母雙方都沒有糖尿病，所以她天真地以為自己肯定能躲過去，不會得糖尿病，而體檢的指標也證實了這一

點。在她發現自己消瘦、口渴難忍的 2 個月前做了體檢，空腹血糖還是 5.8 處於正常範圍，因此，她一直沒把消瘦當回事，直到感覺眼睛都看不清楚了才去醫院，一檢查，發現空腹血糖已經是 16，餐後血糖是 28，不僅如此，尿中的酮體到了 4 個加號，不僅是嚴重的糖尿病，而且到了糖尿病性酮中毒的程度。急診醫生馬上讓她留院觀察治療，酮體不降下來不能回家。

她想不通，一個月前血糖還正常的，之後又沒比以前多吃什麼，怎麼會在這麼短的時間裡就得了糖尿病？而且程度如此嚴重？原因很簡單，那一次還屬於正常的血糖指標，很可能是她最後一次正常了，很可能是她的胰島腺拚盡了最後的一點力量，分泌出了所有的胰島素，才換來了那麼個正常的結果。之後，她就進入胰島素不足的高血糖狀態了，她外表的正常，是靠內裡的衰竭換來的。這也是為什麼糖尿病的診治不能只看空腹血糖，還要檢查「糖化血紅蛋白」指標，就是為了瞭解胰島到底還有多大潛力。

人的消化吸收能力也如此，那些怎麼吃都不胖的人，看似很正常，但是就在她們因為不胖而放膽大吃

大喝的同時，她們的消化吸收功能在無聲無息地做著功，無聲無息地被消耗著。如果長期不注意保護脾胃，上了年紀或者生一場病，甚至生了孩子之後，突然就會從一個瘦子變成了胖子，從怎麼吃都不胖，變成喝水都長肉，因為二者都是因為脾虛。

　　所以即便有吃了不胖的優勢，但一定不能過飽，因為不胖是因為脾虛不能吸收帶來的結果。如果過飽，因為不長肉就肆意吃，脾氣就在不知不覺中逐漸被削弱，遇到體質改變的契機，就會從怎麼吃也不胖的瘦子，變成怎麼減也減不下體重的胖子，因為胖不是肌肉，而是因為脾氣虛不能代謝出去的廢物，包括脂肪堆積在體內的結果。

　　脾氣虛的時候可以出現兩個極端：一個是瘦，沒有肉；另一個是胖，雖然有肉但卻是肥肉，或者說肌肉的張力很低，摸起來鬆垮垮的，但機理是同一個，就是脾虛。

可以減肥，但不能掉肉

中國古語說：「千金難買老來瘦。」這個瘦，指的是脂肪少，不肥胖，但是絕對不是沒有肌肉！

如果一個人即便不胖，但也缺少或者沒有肌肉，他的健康是肯定要受影響的。肌肉是身體內最大的葡萄糖儲存庫，也是人們身體內最大的葡萄糖消耗工廠，對血糖的調節具有重要意義。肌肉越強壯，它的能量代謝就越大，消耗體內糖的能力就越強。其次，胰島素想要發揮作用，也離不開肌肉組織這個主戰場。肌肉多，就能使胰島素提高代謝效率，處理的葡萄糖就多，因此可以降低患第二型糖尿病的風險。

很多人到了中年，其實不胖，甚至是個瘦子，仍舊得了糖尿病，這是因為他們的肌肉太少，沒有能力消耗血糖。而很多糖尿病人通過運動、控制飲食，即便不吃藥也把血糖控制住，就是因為他們借助肌肉的運動消耗了血糖。所以一個人要想長壽不生病，不僅只是脂肪少，還要有足夠的肌肉，我之所以否定通過饑餓減肥法，就是因為這個辦法太消極了，只能減少

脂肪，而不能增加肌肉。

　　日本東京大學研究所，曾經針對不同年齡層的
3000 人進行了肌肉變化情況的調查，發現：在 20-40
歲，肌肉的變化不大；但一到了 50 歲，肌肉量就開始
快速走下坡，男性大約減少三分之一，女性減少約一
半，同時肌肉力量開始衰退，而此時也恰恰是糖尿病
開始發作的時間。

肌肉的另一個作用是保護關節

　　人的骨骼，就像是一塊一塊的積木，積木和積木
相接的地方就是關節，能把這些積木搭起來、固定住、
不散掉，靠的主要是肌肉和關節周圍的韌帶。所以要
想關節穩固，就要練好關節周圍的肌肉，肌肉強壯了，
就能對關節起到保護作用，防止各種骨關節傷痛。

　　以膝關節來講，周圍有很多的肌肉，這些肌肉幫助
膝關節發揮支撐的作用。如果這些肌肉衰退，支撐身體

重量的力量就會不夠，膝關節就會變得不穩定，就會感到膝關節疼痛。所以說「人老腿先老」，其實老的不是關節，而是肌肉，肌肉量減少了，萎縮了，就把關節累病，累老了。

長期坐著不活動的人，經常會出現腰背痛，這種現象的重要原因是長期坐著，肌肉缺乏鍛鍊，腰背部肌肉萎縮力量下降了，無法很好地固定腰背部的關節，腰背部的疼痛就是小關節錯位、椎間盤脫出造成的。

肌肉耐力測試

人到四五十歲，肌肉量減少，肌肉力量衰退，特別是肌肉的耐力將衰減。但是減少的幅度如何？衰退的程度怎樣？自己不妨測試一下，美國研究人員設計的幾種測試方法可以借鑑一下：

爬樓梯測試法

利用高度約 20 公分的台階，連續上 40 個台階來進行測試。速度要比平時走路快些，所用時間一般在

40-50 秒。然後根據自身的感覺來判斷，是「輕鬆」，還是「吃力」？若感覺輕鬆表示肌肉耐力不錯，若是吃力，則肌力較差。

起坐肌力測試法

將胳膊放在胸前，在保持背部肌肉伸直的狀態下站起來，再坐下。測試在 30 秒鐘內能夠重複做幾次這樣的動作。次數越少，則你的肌肉力量越差。

腹肌耐力測試法

　　仰臥於床上，請人按住自己的腳，然後將膝蓋彎曲成 90 度。把手放在頭後，兩隻胳膊肘靠至膝蓋處，並使上身坐起。數一數自己能在 30 秒鐘內做幾次。次數越多說明你的肌肉耐力越強，反之則越弱。

體肌耐力測試法

　　將雙腳朝前伸直坐在床上，腳尖上鉤，要求腳尖與床形成直角。在保持不向後仰的狀態下，將身體前傾，雙臂向前伸。測試手指尖究竟能比腳尖向前伸長多少，伸長越多，顯示你的肌肉耐力越強。

華人女性更需要長肉

之前我提到了國人女性更容易罹患漏尿的問題，
這與她們的肌肉類型有直接關係，不僅會因為肌肉彈
性下降而漏尿，在華人女性中，臀部翹的也很少，大
多是運動員，除此之外，臀部下垂的女性占大部分，
這也和肌肉的張力有關係。肌肉在中醫裡，歸脾所主，
中醫古典醫籍中，有《脾胃論》一書，將脾視為後天
之本，之所以如此重視脾氣，和脾虛占國人體質的大
多數有很大關係。肌肉儲存和肌肉耐力方面都不是國
人的強項，女性更需要長肉！特別是年過四十之後，
是中醫學講的女人「五七，陽明脈衰」，指的就是 35
歲，脾經脈之氣開始走下坡了。

法國專家研究發現，人體肌肉逐漸衰老是肌肉蛋
白質的合成與降解失衡造成的。從對實驗鼠的研究中
觀察到：血液中氨基酸含量增多，能夠刺激體內蛋白
質的合成，食用高蛋白食物，可提高血液中氨基酸的
含量。但是如果攝取蛋白質沒有規律，反而會適得其
反。

有規律地攝取蛋白質

　　法國專家認為：對於中年以後的人來說，最合理的方法，是每天中午一次性攝入日需蛋白質總量的80%。換言之，在一日三餐中，中餐是攝入蛋白質的黃金時間，80%的蛋白質食物應安排在這一餐。這一點也符合國人「早吃飽，午吃好，晚吃少」的規矩。

　　按照國人膳食指南的建議，一個人一天需要吃進去含有優質蛋白的食物種類和數量應該是：

- 魚、蝦類 50-100 克。
- 畜、禽肉 50-75 克。
- 蛋類 25-50 克。
- 300 克的奶類及乳製品。
- 30-50 克的大豆及製品，豆腐乾 80 克。

　　就是每天需要吃進：牛奶一杯，雞蛋一個，生鮮魚蝦類 100 克，生鮮肉類 75 克，豆腐乾 75 克。在這樣飲食的基礎上，鍛鍊顯然是增加肌肉的最好辦法，既要減肥，又要長肉，所以最好將有氧運動與力量練習結合起來，散步、慢跑、健身舞、游泳等都可以，

其中又以游泳為最佳，是保證肌肉年輕化的最好方式。據運動醫學專家研究，一個人只想維持肌肉現狀，每周游泳 2 次即可達到目標，若要提高肌肉功能，必須增至每周 3 次，如果能天天游泳，則可常保肌肉青春。

　　力量練習包括舉重、仰臥起坐等。這些項目可減少脂肪量、增加肌肉量，使肌肉發達柔軟，防止其耐力衰退。一般不妨這樣安排：每周做力量練習 3 次，每次 30 分鐘，其餘時間做有氧運動。很多面色萎黃、氣色不好的人，也沒吃什麼藥物、保健品，只是增加了運動，一段時間後氣色就變好了。之所以如此，因為運動是在強健肌肉，肌肉由脾所主，肌肉鍛鍊的同時反過來就是在健脾，而脾的病色是黃色，脾虛的人膚色都偏暗黃，所謂「黃臉婆」就是脾虛的典型面相。肌肉強健的人脾氣不會虛，萎黃的病色自然消退了。所以運動更恰當地說，是肌肉鍛鍊，也是最好的健脾辦法。

復發口腔潰瘍
免疫力低下的預警

　　一旦口腔潰瘍出現頻發趨勢，就是要調整自己、適當休息的時候，因為這已經是免疫力低下的警報，如果不加以注意，很多重病甚至會接踵而至。

　　我有個朋友出外講課，剛到目的地就病了，右側的肚子疼痛難忍，醫生先是懷疑闌尾炎，後是懷疑膽囊炎，各種檢查都做了一遍沒發現問題，只能給止痛藥緩解症狀，讓她推掉講課馬上返回北京。進了醫院進一步深入檢查，直到一個星期後結果才出來，而且不是檢查出來的，而是病發出來才確診的。她得了帶狀皰疹，之前肚子疼的地方開始有水皰出來了，醫生這才恍然大悟，不是什麼闌尾炎、膽囊炎，而是帶狀皰疹引起的疼痛。

　　帶狀皰疹是因為病毒侵襲了神經引起的，所以皰

疹會沿著神經分佈來長，因為經常發生在肋間神經，而肋間神經分佈在腰腹部，所以皰疹經常像個帶子一樣纏在腰間，因此也叫纏腰龍。得過這種病的人會發現，多是在關鍵時刻來襲，比如出差、工作緊張、加班、家裡出了什麼大事必須撐住的時候，這病反倒來搗亂了。因為是病毒感染引起，細菌感染都會挑身體免疫力最低的時候乘虛而入，帶狀皰疹如此，口腔潰瘍也如此，一旦發生口腔潰瘍，就意味著處於免疫力低下狀態，必須調整自己、增加免疫力的警報信號。

　　人的口腔是身體中細菌種類和數量最多的一個器官，拔牙時醫生會挑選時間，女性不要在月經期，其他人要避開感冒，牙齒本身發炎時也不能拔，就是因為口腔裡面細菌太多了。拔牙雖是個小手術，但有傷口，如果拔牙的時候正好是免疫力下降的時候，口腔的細菌就會犯上作亂，小傷口就會引來敗血症。

　　同理，當免疫力下降時，口腔中的細菌也會找一些微小的破口的薄弱環節進攻，口腔潰瘍就是這樣發生，這也是為什麼很多人在吃辣之後長口瘡，就是因為辛辣的食物會破壞口腔黏膜的完整性，留下感覺不到的傷口，細菌便乘虛而入。我們每天吃飯，口腔黏膜不可能沒有破損，對於那些免疫力很低的人，口腔就成了潰瘍的復發之地，復發性口腔潰瘍就是身體免疫力下降的信號，罹患復發性口腔潰瘍的人，疲勞是他們潰瘍之外共有的感覺，和潰瘍一樣，都是體質走下坡的標誌。

　　西醫治療這種復發的口腔潰瘍，要透過提高免疫力的藥物來治療，中醫則視之為虛，而不是上火，用的藥物也是抗疲勞、抗衰老時常用的，比如補中益氣丸、六味地黃丸。很多復發性口腔潰瘍的人，是透過服用補藥，而不是去火藥而痊癒的，在潰瘍癒合的同時，體力也會明顯好轉。

體弱的人更容易無病呻吟

　　與急性、難忍的疼痛相比，貌似無病呻吟的疼，

是綿綿的、說不清楚哪裡疼，但始終好不了的疼痛，多發生在上了年紀的人、或者是未老先衰者身上。如果真去檢查，未必能查出毛病，就算有點問題，也不至於總是疼，這是因為他們有止痛效果的神經，隨著年齡變老，體質變虛而退化了。

我有個朋友，性格不好，很少見她特別愉快過，就算看到相同的事情，她總能從負面的角度去理解、去體會，整個人顯得很灰暗。其實我知道她的性格成因，是因為身體不好，她從小體質就弱，雖然沒有什麼大病，但經常病懨懨的，小毛病不斷，過了40歲，這個問題更明顯，她總是抱怨渾身不舒服，渾身疼，因為身體不舒服連累到了她的性格。別人常笑她是無病呻吟，其實她挺冤枉的，她的難受是那些身體好、年輕人無從理解的，但從醫學上卻可以說得通：越是上了年歲，越是身體不好的人，越對疼痛感覺敏感，同樣的疼痛程度，年輕時，身體好時能忍受的，這個時候就變得不能忍受了。

身體的疼痛感覺，需要經過神經傳遞給大腦，傳導疼痛的有兩個系統：一個從種系發生上是比較古老

的、相對原始一點，可以傳遞慢性的疼痛，瀰漫性的
疼痛，作用是抑制這種攜帶疼痛信號的傳遞，甚至可
以說，有點止痛的效果。另一個是種系發生中，比較
新的，進化程度高一點。但是很遺憾，越是進化程度
高的器官和組織，退化也越早，它會隨著衰老率先退
化，因此這種身體自帶的止痛系統就失去了功能，而
原本能傳遞疼痛的低級神經，就會肆無忌憚地成了主
導，開始錯誤地傳導疼痛的資訊，慢性的，瀰漫性的
疼痛就此發生。

無病呻吟，都是虛損惹的禍

　　一旦發覺自己也有了無病呻吟的現象，很可能是
未老先衰的標誌。對於這種疼痛，中醫經典《黃帝內經》
稱之為「不榮則痛」，是因為氣血不足以榮養局部，導
致的虛性疼痛。《傷寒論》治療疼痛的處方中，治療虛
性疼痛的占 49%，其中典型的比如「桂枝加人參湯」，
在桂枝、白芍養血的基礎上，又加了補氣的人參，增
加補養之力，這個方子對於很多找不到原因的渾身長
期、慢性疼痛都有作用，通過補益氣血，使經脈充盛，

身體就不會因為失養而疼痛。

　　說到止痛，有一味中藥叫飴糖，有時藥房沒貨時，病人自己會換成白糖，他們覺得反正都是糖。事實上中醫用飴糖不是來調味的，飴糖和白糖的區別是──飴糖來源於糧食，是高粱、玉米、大麥發酵而得，所以秉承了五穀的精華和溫性，具有白糖所沒有的補益效果。

　　白糖、紅糖、冰糖，都是從甘蔗或者甜菜中提取的，性質偏涼，也沒有飴糖的補脾效果。醫生用飴糖是為了補益氣血、緩急止痛，特別是脾胃虛寒，總是胃、肚子隱隱作痛，有慢性胃炎、胃潰瘍、慢性腸炎的人，這種綿綿作痛的，就屬於「不榮則痛」，必須通過補益的辦法來止痛。飴糖作用就是針對這個，無論是白糖、冰糖或是蜂蜜都代替不了。

海邊城市的孕婦為什麼會貧血

　　有個調查很讓人驚奇，研究者發現，那些生活在海邊、經濟發達城市的孕婦，懷孕後的貧血發病率，居然和偏遠山區，生活貧困的地方的孕婦相等，甚至

更高，能過好的生活怎麼過出貧血了？

　　原因很簡單，這些孕婦知道深海魚能健腦含有DHA，還知道魚肉的熱量比紅肉低，她們想生個聰明的孩子，而且又不願意讓自己因為懷孕胖起來，所以用魚、蝦等海產品，代替了豬、牛、羊肉等紅肉，貧血就是這樣造成的。豬、牛、羊之類的肉統稱為紅肉，也是人們覺得最解饞的肉，富含最容易被人體吸收的鐵，每天保證一定量的紅肉，可以避免貧血的發生；而海產品中鐵是很少的，不足以供應母子二人的需求；如果只吃海產品，自然會因為缺鐵而貧血。

　　很多女性有怕冷的問題，特別是上了年紀之後更加明顯，有的甚至在夏天手腳都是冰涼的，究其原因，一是缺少運動，心臟沒力氣，血液無法充分供應到手腳這樣的遠端；另一個原因很可能是吃素，食物中缺少鐵。人之所以活著，是因為身體能不斷地將吃進去的食物轉化為能量，就算是睡覺，只要有呼吸、心跳，都離不開能量的供應。食物轉化為能量的過程，是要在細胞的粒線體中進行的，過程中鐵元素是重要的生物酶組成，如果沒有鐵，或者缺鐵，這個轉化反應就

無法進行，能量合成就受影響，就會因為能量不足而總覺得冷，貧血的人總是很怕冷原因就在這裡。

　　過去的閨秀、都有一雙令人憐惜的冰涼小手，無非一是深居閨房不運動；二是食物過於清淡、茹素。人們可能會問，蔬菜中不是也有鐵嗎？比如菠菜、大棗不是都號稱能補血嗎？的確，蔬菜等植物中確實含鐵。但動物肝臟、動物血、紅肉裡的鐵為血紅素鐵，這種型態的鐵與人體所需要的鐵比較接近，吸收率較高。

　　紅棗、菠菜、黑木耳等中含的鐵為三價鐵，人體不能吸收這種狀態的鐵，只有當三價鐵還原為二價鐵時才能被吸收，這樣的還原需要胃酸、維生素 C、有機酸等成分的幫助。如果這些物質缺乏，鐵的轉化率隨之降低，吸收率也相應降低；總體上來說，植物性鐵質的吸收率不如動物性鐵質，如果指望大棗補血，就算吃成糖尿病，也未必有預期的效果。

中醫概念的大棗補血，不是單純地補充血紅蛋白，而是增加人們「使用血的能力」，這才是中醫意義上的補血。大棗的補血，其實還包括了中醫所說的補氣，就是提高功能，從效果上講，顯然沒有動物類食物補血來得直接。

　　就算紅肉能透過補鐵而補血，也並非吃得越多越好，紅肉的脂肪含量高，即便是瘦肉也比白肉，比如雞肉的脂肪多，所以紅肉才會比白肉香，但紅肉也能催人變老。人從生到死，其實就是一個不斷氧化的過程，好像一支蠟燭，必須亮著，否則人就死了；但是，如果燃燒得太快，氧化得太快，蠟燭很快就燒完了，人的生命也就結束了。

　　所以要想長壽，不生病，就要控制氧化的進度。但是如果食物中鐵元素過多，能量合成的反應就會突飛猛進地進行，氧化就要超速。現在的研究已經清楚，氧化是衰老乃至癌症的基礎，抗衰老、預防癌症，其實就是想方設法地抗氧化！既然如此，就不要使細胞

的氧化過快，限制鐵元素的攝取就尤為重要。

　　紅肉每天的攝取量，按照國人膳食指南的建議，限制在每天 50-70 克，這是指生鮮的肉類，具體說也就是一個巴掌大的量，如果做成紅燒肉的話，也就兩大塊，餘下的蛋白質就要靠白肉，如雞肉、魚肉，以及豆製品等來提供。

不被重視的寒涼最傷身

　　去看中醫，很多病人都會被醫生特別囑咐：「忌寒涼。」因為太習以為常了，所以少有人重視。事實上很多疾病都是起於寒涼，只是往往是既成事實後，人們才意識到想去化解，就應了那句老話：「冰凍三尺非一日之寒。」

　　很多人有黑眼圈，如果看中醫一般要麼診斷為血瘀，要麼診斷為寒凝，而寒凝常常是血瘀的起因，都到了出現黑眼圈的程度。這個寒絕對不是短期形成的，而黑眼圈本身也不表示只是眼圈周圍出了問題，眼圈是周身血液循環的一個窗口，只不過因為眼睛周圍的皮膚最薄，血管最豐富，所以最容易把內裡的情況透

露出來。一個人如果沒有失眠的問題，長年有黑眼圈至少提示微循環不好，很有可能除了黑眼圈，手腳也是冰涼的，這些起因是同一個：「寒涼傷脾氣」、「折傷陽氣」。

中醫講「寒涼傷脾氣」，既包括身體受寒，更包括吃的食物或者藥物是寒涼的。脾氣是什麼？就是人體各個器官的功能總合。器官的這些功能的最終目的，都是為了將吃進去的食物轉化為能量，而食物的吸收轉化，本身就需要能量，且對溫度有要求，因為只有在體溫的範圍內，消化酶才可以啟動，對轉化反應起催化作用。也就是說，如果吃進去的食物是涼的，低於體溫，身體先要動員自身的能量，將它預熱到與體溫等溫，然後才開始消化。

如果每次吃進去的食物都需預熱，無形中就等於要求身體多生成一份能量，這種額外消耗掉的就是脾

氣，或者說消耗的是器官的功能，自然就有早衰的風險。中醫將這個消耗，稱為「折傷陽氣」。陽氣就是活人區別於死人的能量，是生命之火，折傷陽氣，就會導致衰老提前到來。

　　包括生活經驗也同樣，什麼樣的食物難消化？油膩的肯定是，如果這個油膩的食物還是涼的，消化就更難了。過去很講究吃羊肉之類的油重食物後，忌諱吹冷風、喝冷水，其實就是為了防止增加消化的負擔，避折傷陽氣，現在這個規矩早被人們忘了，涮羊肉、水煮魚之類油膩厚重的食物，是一定要配冰可樂、冰啤酒，這也就難怪現在脾氣虛的人越來越多了。

粗茶淡飯最養人

　　說到吃什麼養人，如果問那些保養得很好的中醫，一般都會告訴你：「粗茶淡飯最養人。」這是事實！

　　雖然現在的人越來越知道蛋白質在身體中的重要性，在皮膚不好時張羅著要補膠原蛋白（其實補也是白補），為此會捨棄主食，將胃的更多空間留給魚、肉、蛋、奶。但這個補養自己的美好願望是不是能達成？要結合自己的體質特點，衡量各種食物的消化成本，因為在你眼中有營養的東西，未必就能被身體吸收。

吃飯用筷子，便於夾起多數的穀物和蔬菜

　　中國人吃飯用筷子，因為中國是農耕民族，筷子更便於夾起食物中占多數的穀物和蔬菜；歐洲的刀叉顯然是對付肉食的。這種區別，與其說是生活環境促

成的飲食習慣，不如說是中國人的生命智慧，因為和肉食這種高蛋白、高脂肪含量的食物相比，糧食能最直接迅速地提供身體所必需的能量。

　　人生病住院需要輸液時，葡萄糖是最先輸進去的，因為葡萄糖能快速給身體供能，特別是大腦。葡萄糖是小分子物質，在血液循環中容易透過腦血屏障進入到腦組織，而且在氧氣充足的條件下，人可以正常呼吸的情況下，葡萄糖轉化為能量時的代謝產物，只是水和二氧化碳，對大腦來說這是一種清潔能源，而葡萄糖就來自於我們平時吃的糧食。

　　除了葡萄糖，人類的另外兩種營養物質是蛋白質和脂肪，來自魚、肉、蛋、奶和各種油脂。但是它們不僅分子大，不易進入腦組織，而且吸收之後，要先轉化成葡萄糖才可給身體供能，這就多出了一個環節，因此就比葡萄糖產生的垃圾要多。對於大腦這種精密器官來說，保持各部位的潔淨是至關重要的。因此在長期的生物進化過程中，葡萄糖就成了大腦能量的唯一來源，中國人將糧食設定為主食的習慣正符合這個規律。

營養專家一直強調早餐要吃主食，因為經過一夜的睡眠，人體內的能量已經消耗殆盡。很多晨起空腹鍛鍊的人，會因為低血糖而昏倒、帶來不測，就是這個原因。因此早餐是及時補充身體匱乏的能量，其中就絕對不可以缺少主食。相比來說，一碗小米粥加一個雞蛋，比一杯牛奶加雞蛋更利於大腦的能量供應，因為身體為消化一碗小米粥加雞蛋所耗的能量，比一杯牛奶加雞蛋要低。

不僅是早餐，其他任何時間裡，脂肪、蛋白質的消化時間都比主食要長。食物因性質不同，在胃中停留時間也長短各異，醣類、澱粉類食物約 2 小時、蛋白質 4-5 小時、脂肪要 7-8 小時、脂肪混合食品需十幾小時，才能從胃全部推移到十二指腸。如果這一餐脂肪類食物吃多了，消化吸收時間就要延長，消化食物所需的能量就要增加，因為吃進食物之後，人體一方面要分泌大量消化液；另一方面還要蠕動，消化食物。這兩個功能「蠕動、消化食物」被中醫認為是脾氣的一部分，這個過程須增加血液、氧氣、水分來幫助工作。

醉飯

如果工作過分繁重，這就造成了對脾氣的消耗。而中醫說的脾氣，除了消化功能之外，還包括運化功能，包括把血推送到各個器官。因為在消化環節中耗能過多，血液運送自然不如平常，所以很多人吃飽了會犯睏，嚴重的甚至沒離開飯桌就睡著了，這在醫學上稱為「醉飯」，和醉酒很像。

凡有這個毛病的人可以觀察一下，往往是吃得越好、越葷，睏得越厲害，早餐之後睏的人少，和早餐相對簡單，而且以澱粉為主有很大關係。由此可以看出，主食的消化過程是最節能的，對於身體來說，節能就是最好的保養了，這也是為什麼說粗茶淡飯養人的原因。

這種「醉飯」在女性中很常見。我見過一個很斯文的女性，吃完飯就趴在桌上睡著了，她是明顯的脾虛，這種失態的睏讓她苦不堪言。如果真有這個問題，可以借助古方調養，沈金鰲就在他的《沈氏尊生書‧雜病源流犀燭》中記載：「食方已，即困倦欲臥，脾氣弱，不勝食氣也，俗名飯醉，宜六君子湯加山楂、神

曲、麥芽。」這就是專門治療醉飯的方子，類似成藥中的「補中益氣丸」加「香砂養胃丸」的效果。

管不住嘴的貪吃是因為「心火」重

很多人一吃起東西根本停不下來，要麼是一定得每頓飯吃到撐，要麼是零食不離手。雖然事後後悔，但每次都管不住。如果是這種情況引起的肥胖，那就需要清一清心火，因為異常食慾是心火在作怪。

誰都知道過食會長胖，會催人老，但是，對於胖子來說，管住嘴是件很難的事。其實他們不是因為餓，而是因為「饞」，不是因為身體需要，而是因為「欲望」需要。這一點是現代人的通病，因為面對的美食越來越豐富，而飯的真正作用就是充饑，是在真餓的時候才應該吃。

怎麼判斷是餓了還是饞了？當你連平時最不喜歡的食物都覺得好吃的時候，這個時候才是真餓了。如果你剛吃完飯，面對一盤刺身或者美味可口的甜點，仍舊不

會有反胃的感覺，仍舊想吃，這個時候就是饞；胖，多是饞所造成的。

　　一吃東西根本停不下來，異常食慾是心火在作怪。這種情況多見於壓力太大時，比如很多人越忙越胖，被稱為「過勞肥」，就是壓力大時藉吃來減壓。還有是因情感的壓力，很多失戀之後的女孩暴肥，也是因為心情鬱悶，無處宣洩，食物成了唯一出口。凡此種種，都能導致心火過盛，心火才是引人饕餮的關鍵。

　　所願未遂之事憋悶久了，就要鬱熱化火，亢奮的食慾不是因為餓，而是因為心煩。這類人雖然暴飲暴食，其實感受不到食物的美味，甚至是出於強迫，吃到撐才罷手。不僅如此，還可能同時有失眠、夢多、睡眠品質下降的問題，如果睡不著，很可能又多了吃的機會，由此進入惡性循環。唯一的辦法就是去心火，從身體上幫忙平息心理之亂，這時可以試試「牛黃清心丸」。

　　牛黃清心丸裡面沒有大黃，不是瀉藥，所以不要認為是通便減肥的藥。牛黃清心丸含有黃連等入心經的藥物，不僅可以使煩亂的心緒平息下來，還可以平息掉暴

飲暴食的欲望，是從管住嘴的角度，幫失意者減肥。

　　牛黃清心丸在韓國很受歡迎，甚至是他們的日常保養藥，因為現代的人在環境迫使下，欲望過高者眾多。中醫講的「火」，就是多餘出的功能，「氣有餘，便是火」。氣，指的是正常的功能，現在的人為了應對或者改變生活，會經常調遣出過多的功能，所以也便經常處於上火狀態，而心火更是勞心者、所願未遂者、失意者、心煩者，最常出現的問題，經常清清心火，就等於減少了對身體的傷害和消耗，效果也自然同於保養了。

有潔癖的女人易罹癌

　　很多人覺得，癌症或者重病是因為壓力大。壓力確實是一個原因，但是壓力不完全取決於環境，更多的是自己面對事物的態度，壓力可說是自己給的。

　　有潔癖的女人容易得癌症，這個結論是上海中醫藥大學何裕民教授，從他多年的腫瘤臨床實踐中得出的。我也認識一位乳腺癌患者，她回憶婆婆很邋遢，一輩子不講究，恨不得刨個坑就能睡覺，就這麼邋邋遢遢的居然活了快 90 歲。而自己的母親，一輩子勤勞

整潔，屋子雖然小，但從來都是一塵不染，生活拮据的時候，也總是把自己和孩子都打扮得很整潔乾淨，唯恐別人笑話，結果 50 多歲就得了乳腺癌，不到 60 歲就去世了。而這位患者，也承襲了母親的好強個性，對自己要求非常嚴格，上班是個優秀員工，雖然她和丈夫文化水準都不高，但卻把自己的兒子管教得很優秀，最後考上了清華，不幸的是她自己也罹患了乳腺癌；這個例子再次佐證了何教授的結論。

有潔癖的人，本身是對自己過高的要求和約束，工作時會這樣，即便退休在家也一樣，包括家裡的東西擺放，都要嚴守規矩。為此她們的神經總是繃得緊緊的，雖然這種緊繃已多年、已養成了習慣，自己不覺得是負擔，事實上神經是長期處在高度緊張中，而潔癖也只是她們個性缺陷的表現之一。

有潔癖的人，肯定還有追求完美的問題，在追求完美的過程中，肯定要勉強自己，在勉強中，神經系統長

期處於緊張狀態，直接導致免疫力的下降。

　　大家可能有這個經驗：突發事件一旦發生，為了應對突然改變的生活節奏，心情也隨之波動，這個時候很多人會上火，具體表現就是口腔潰瘍。這就是精神緊張直接削弱了免疫系統，原本和口腔相安無事的細菌，就要趁機作亂，口腔潰瘍就此產生；所以說口腔潰瘍是免疫力下降的指標。如果一個人的神經長期緊繃著，免疫力長期處於低下狀態，免疫力監控清除癌細胞的能力就要下降，癌症就是在這基礎上發生的。

　　以前有個報導，一個女孩得了肺癌，覺得自己很虧，年紀輕輕還什麼都沒享受，出院回家之後就開始喝酒、抽菸，反正是豁出去了。結果復查時，肺癌不僅沒加重，反而控制住了，原因就是她解開了自我約束的枷鎖。如果她不僅解除了這個枷鎖，而且不喝酒、抽菸，她康復的情況可能更好。之所以能有如此奇蹟，是因為這個女孩子放鬆了對自己的壓力，原來可能緊繃的神經輕鬆下來了，免疫力因此得以恢復。

第四章

小疲勞，大隱患

一些我們習以為常的小毛病，諸如容易感冒、愛出汗、失眠、腰痠背痛等，都會使我們感覺到疲勞，它們同時還可能是某些疾病的前兆，因此當你有疲勞的感覺時，一定要追根溯源，弄清楚究竟是身體的哪個部位不舒服了，以便對症下藥，消除疲勞，維護健康。

感冒、癌變
都是疲勞惹的禍

很多人吃減肥藥之後，先暴瘦、後暴病，乃至暴亡，其實未必是因為藥物本身的毒性，很可能是惡性減肥的結果。因為脾主肌肉，暴瘦就是對脾氣的巨大打擊！脾氣虛了之後肌肉會無力，這肌肉可以是四肢的肌肉，也可以是內臟的肌肉，四肢的肌肉會導致疲勞，內臟的肌肉會導致胃炎、胃癌……脾虛之後的第二個問題，就是免疫系統失守，於是全身百病叢生。可以是頻繁的感冒乃至流感，大的可以是在文明年代幾乎絕跡的敗血病。

玉屏風散，對各種流感有普遍性預防作用

中醫學認為只要把人的抵抗力提高了，外邪就沒有侵襲的餘地，是謂「正氣存內，邪不可干」。所以對

於流感這類屬於外邪入侵的感染性疾病，特別是目前沒有特效藥的病毒感染性疾病，最好、也是唯一的辦法，就是提高身體的正氣。

容易疲勞的人往往也容易感冒，一次感冒還沒緩過來，下一次感冒又來了，結果感冒反過來又加重了疲勞，好比是「黃鼠狼專咬病鴨子」，怎麼也走不出惡性循環。其實疲勞和易感冒是一回事，都是因為脾氣虛了。大家可能會奇怪，感冒不是肺的事嗎？要虛也該是肺氣虛呀？要知道，雖然容易感冒是因為肺氣虛，但脾氣是肺氣的基礎，脾氣虛不僅會引起疲勞，還會引起肺氣虛。

現在脾虛的人實在太多，特別是坐辦公室的上班族，原因之一就是生活條件太好了。首先是過於溫飽，其次是沒有勞動的機會。很多人覺得自己越來越不經累，其實就是因為溫飽加安逸，造就了脾氣虛所致。

　　北京兒童醫院每到秋冬，得感冒的孩子就能擠破門，很多是來來回回的「複感兒」，能被定義為複感兒是一年內上呼吸道感染五六次，下呼吸道感染兩三次，能病到這個頻率，可見其免疫力有多差了。為什麼會反覆感染呢？原因是捂出來的，穿得太多！中醫講肺開竅於皮毛，把肺開竅的地方都捂住了，肺生熱在先，衛外能力減弱在後。再者長時間悶在家裡避風，等於是用安逸的環境，剝奪了孩子的免疫力，他們怎麼可能不脾氣虛？已經虛了的脾氣，怎麼可能不殃及肺？

　　引起人疲勞、感冒的另一個原因是缺乏鍛鍊，這是眾所周知的事實。中醫講久臥傷氣，這個臥不是真的躺在床上，而是不勞作、不運動的意思。氣是功能，是功能就要遵從戶樞不蠹的規律。缺乏運動，身體的各個部件的功能肯定會減退，人是越待越虛的。而現在的生活條件恰恰提供了溫飽和久臥的可能，免疫力也因此降低。

　　如果你經常感冒，對肆虐全球的流感也很擔心，那麼我建議一定要經常吃吃「玉屏風散」。它是補益脾氣而固護肺氣的藥方，中醫治療遵循五行相生相剋原

則，對肺，就要「培土生金」。土是脾，金是肺，通過
壯實脾氣，也能強健肺氣；玉屏風散能使肺氣堅固得
像座屏風，對任何體質的人都可以起到錦上添花的作
用。打流感疫苗固然可以避免感染，但剝奪了免疫系
統的鍛鍊機會，其意義遠不如在入秋前早點服用玉屏
風散，吃上半個月。如果能接受黃耆的味道，每次家
裡燉雞的時候加 20-30 克黃耆，也能逐漸補足脾氣。

　　為什麼要在入秋時開始吃？因為中醫講究春捂秋
凍。秋天之所以要凍，是因為秋後天氣更冷、毛細孔
要儘快關閉，以避免寒邪的侵襲，凍一凍其實就是為
了促進毛孔的關閉；在這個時候吃玉屏風散，等於是
雙管齊下，在馬上關閉的毛孔之外，再立起一扇保護
身體的屏風。然後逐漸扔掉各種疫苗、球蛋白之類的
拐杖，創造自己可以依靠的抵抗力。

脾，是人體的審計部

　　中醫根據五臟的特點分別用官銜來形容它們，脾
被稱為「諫議之官」。諫，《說文解字》中說：諫者，
多將善惡以陳於君。類似我們現在的審計，就是監督

作用，脾在身體裡就是監督健康，監視免疫系統。為什麼脾氣虛的人容易生病，生病之後就不容易好？如果一個人的免疫監視功能差了，豈止是感冒，什麼嚴重的疾病都可能發生。

我認識一個朋友，原有肝硬化，但一直治療維持得還好，後來他又得了何杰金氏瘤；按理說這種淋巴瘤是惡性程度最低的一種，如果之前沒有肝的問題，做做化療就能很好地控制住，但他因為顧忌到肝沒有做，一直靠吃中藥維持。他的藥每次都不離黃耆，而且用量很大，最大的時候用到 100 克，這樣的調養讓他和腫瘤和平共處了四五年。後來他要舉辦一個攝影展，十分忙碌、勞累，藥也停了。攝影展之後他就開始咳嗽，其實之前他也經常咳嗽，咳嗽有個特點，就是話說多了、說長了就咳嗽，而且是沒有什麼底氣的小聲咳嗽，能明顯感覺他說到最後沒力氣時就開始咳嗽，這是很典型的氣虛症狀，「煩勞則張」就是這個意思。

煩勞則張的「張」字，是加重，就是勞累後加重。任何症狀只要在勞累之後加重，就說明是虛性的。比

如有的人在工作了一天後，下午發熱，一般是氣虛發熱；頭痛會因為勞累加重就是虛性頭痛。中醫大師王綿之教授有個經驗，看病時要聽病人說話——

　　從說話的狀態上，能判斷出這個人是否氣虛？有的人說話很快也是氣虛的表現，因為他們力氣不夠，所以總是下意識地要儘快把話說完。有的人說到最後一個字的時候就咬字不清了，這種情況也可能是虛，因為他們的脾肺之氣支撐不到最後。

　　我這個動輒咳嗽的朋友，他就是典型的脾肺氣虛。他的脾虛還表現在臉色上，是那種一看就不正常的黃色，西醫一般說是因為黃疸造成的，但他即便經過保肝治療，黃疸減輕了，也仍舊是黃。中醫裡，黃是脾的顏色，即便黃疸減輕了，但只要脾虛不改善，還是會暴露脾的本色，他的這脾虛的問題，最終要了他的命。

　　不僅臉色黃、咳嗽，他還開始發熱。住院一檢查，各項指標，特別是免疫指標突然降到最低，然後就緊急輸血，輸入高免疫力的白血球。總之一切可以增加免疫力的辦法都用上了，但是效果都不明顯。更要命的是他幾乎不能吃東西，全靠輸液維持生命。最後，終於在住院的第 7 天，病情突然惡化，嗓子說不出話來，很快就出現昏迷的情況，做出來的電腦斷層掃描讓醫生都很驚訝，從上一次的電腦斷層掃描才僅僅 7 天時間，一直和他的身體還算相安無事的淋巴瘤突然大舉反攻，整個肺部全部被占據，嗓子啞也是淋巴瘤壓迫神經的結果。

　　怎麼會僅僅 7 天就惡化至此？只因他的脾氣虛到了極致，能向君主稟報善惡的「諫議之官」不再工作。君主不能明察，辨別不清敵我，於是就錯誤地任用了壞人，導致大局無法挽回。用西醫的話解釋，就是免疫系統失去了保護機體、抵抗外敵的功能，就像一個沒有戴任何防護措施的人，卻站在了槍林彈雨之中，怎麼可能不傷痕累累、體無完膚？

你是人造的「結核體型」嗎

「補中益氣丸」過去常用來治療內臟下垂，如胃下垂、腎下垂。這種人一般都很瘦，大家都認為他們是因為腹腔脂肪少，不能托住內臟，其實，歸根結柢還是氣虛，肌肉力量弱，沒有彈性。中醫講肌肉是被脾主管的，補中益氣補的就是脾氣。

這種體型瘦長的人，同時也是結核病的易患人群，所以體型在醫學上被稱為「結核體型」。用中醫的脾氣虛理論完全可以解釋：脾是諫議之官，專門負責向皇帝檢舉報告宮廷內外的壞事、壞人結核菌，就是需要檢舉的之一。諫議之官失職了，對來侵犯的結核菌視而不見，結核病就成了事實。

「結核體型」在過去結核病流行時很常見，因為那時候生活條件差，胖的少，瘦的多。後來，結核病通過注射卡介苗幾乎已經從我們身邊消失了，結核體型的概念也很少被人注意。但這幾年，結核體型又有了複燃的趨勢，其中原因，一個是結核菌的耐藥性增強了，另一個就是過度減肥，人為地製造了很多結核

體型。我這麼說不是要大家為了避免結核體型而變成
胖子，只是想說：

　　過度節食、過度減肥、使肌肉速消，傷害的其實是
脾。很多人突然得了不治之症，熟人回想時常會說：
「他（她）之前減肥，一兩個月就瘦那麼多，肯定是吃
的減肥藥有副作用！」

　　每個人身上其實都有癌細胞，全都在伺機作亂，只
是當我們身體健壯、免疫力較高的時候，它們無孔可
入。而突擊性減肥，突然在一兩個月內瘦 5-10 公斤，
其實是直接挫傷了脾氣，原來被身體壓抑的癌細胞自然
開始反攻。

　　即便吃的減肥藥是假藥，有副作用，但一般也不
會在一兩個月內引發癌症，癌症的發生是個蓄謀已久
的事情。負責治療肥胖的內分泌醫生，推薦的減肥程
度是一周減 0.5 公斤，這樣除了能保證皮膚不出皺紋，

也不傷身外，更重要的是這種緩慢的減肥，能幫你形成良好的飲食習慣，慢慢地習慣少吃，體質也會變好了。很多人減肥是不吃糧食的，只吃蔬菜或者水果，他們覺得這裡面的蛋白質、維生素已經夠了，糧食提供的不就是熱量嗎？可以不吃。其實不吃糧食，本身就是在傷脾氣。

中醫對糧食是十分重視的。《黃帝內經》講養生的時候說：「五穀為養，五果為助，五畜為益，五菜為充。」五穀是排在第一位的。五穀指的是：小米、小麥、大米、黏黃米（黍）和豆類。都是種子，是種子就有生發之力，可以補益各個器官的氣。其中小米排在第一位，因為小米是黃色的，入脾經，可以直接補脾，這正體現了古代醫家對脾氣這個後天之本的重視。

糧食的營養絕對不是僅僅提供熱量，如果僅僅是熱量的話，一個不能吃東西的人，可以憑藉輸液保證熱量、營養而照常活著嗎？

　　事實卻是有同樣病情的兩個人，一個能吃，一個不能吃靠輸液，雖然靠輸液者可能攝取的營養比前者還充分，但包括西醫在內，都對預後不看好，因為只有能吃才能保持胃氣，有了胃氣才能生存下去。

　　對此中醫就更有先見了！《素問》說：「平人之常氣稟於胃，人無胃氣曰逆，逆者死。」過去中醫一摸脈就知道還能不能治，一般就是看還有沒有胃氣，沒胃氣的話，為了保全自己的聲譽，醫生一般是不會接診的。所以過度節食，特別是減主食的人（糖尿病人除外），尤其是年輕人，其實是在耗傷自己的脾氣、胃氣，在傷自己的後天之本。長此下去，即便你接種過卡介苗，避免了結核的感染，也必然導致免疫監督的失守，等於在隨時給其他感染性疾病開大門歡迎光臨。

　　就在我寫這本書的時候，韓國影星裴勇俊因為要拍攝一本介紹韓國風光的書，忙碌了整整一年沒在公眾場合露面，等到書即將出版了，大家才在新聞發佈會上見到他，結果熟悉他的粉絲和記者都嚇了一跳：他居然瘦了 10 公斤！他的身高是 180 公分，但消瘦後

的體重只有 65 公斤！就在大家為他的敬業精神感慨的時候，沒幾天就傳來更加驚人的消息：裴勇俊因為低血壓、低血糖昏倒住院，被發現是敗血症早期！這個消息一出，大家都很奇怪，醫療條件好了，很少有控制不了的感染，更少有都會裡的人，會發展到敗血症階段呀？身為韓國明星的裴勇俊怎會至此？

其實問題就出在過分消瘦上，即便之前他的身體沒有問題，但到如此消瘦時，如果進行中醫辨證，體質一定是脾虛。大家可能奇怪，難道不能用抗生素消炎嗎？現在抗生素日新月異，新品輩出，但是如果脾氣虛到極致，抗生素會殺死細菌在先，殺傷人體在後。更重要的是，如果是脾虛、陽虛的人，比如老年人、慢性感染的人、體質很弱的人，就算用了抗生素，也未必能控制住細菌。

用中醫理論來觀察，西藥也和中藥一樣，也有寒熱之分。比如能止胃痙攣，搶救休克時用的「阿托品」，對寒性的病人作用明顯、也很安全；而對熱性病人，則易中毒，所以中醫認為「阿托品」是熱性的。抗生素中的青黴素則是苦寒的，它能消的炎可得有兩個火

字呢。老年人多為氣血雙虧、陰陽俱虛之體，如果他們得了大葉性肺炎，用了青黴素經常就無效，因為病入膏肓的老者，哪兒還有火可去？用了自然要傷病人自己。

　　在感染性疾病裡，比如氣管炎、肺炎、腸炎，初期年輕人得屬於熱性，上火的可能性大。到了老年人由急性轉為慢性時，或因過分消瘦虛弱，免疫力極度降低，一般都已經虛得沒火了。有經驗的臨床醫生，此時不使用苦寒的青黴素，起碼不單獨使用。也就是說，如果自身失去免疫力，失去了後天之本的脾氣，靠藥物是不可能起死回生的。

要想帶癌生存
先讓脾氣不虛

　　如果觀察一下就知道，人被發現癌症的時候，要麼之前受過很大的精神創傷，要不就是很疲勞，最後得病，大家都說：「是被累倒的！」這兩種情況傷害的首先都是中醫說的脾。所以，很多治療癌症的中藥方，第一味往往是黃耆，而且用的量很大。

　　現在的研究發現，人之所以得癌，是因為細胞在分化時出錯了，而且沒被辨別出來，沒被清除出去，出了錯還留在體內的細胞就可能變成癌細胞。細胞在分化過程中出錯，是一個很難避免的生物現象，數不清的細胞每時每刻都在進行著分化，錯誤肯定是有的，而且從年輕時就有，只是隨著年齡的增長，錯誤會越犯越多。比方說，如果 30 歲時錯 30 個的話，到了 50 歲可能就錯 50 個了。

脾虛就是在給癌症放行

敏感的免疫系統，也就是我們說的承擔「諫議」職能的脾，能很早就發現身體裡出錯了的癌症細胞，而且清除異己。而一旦人脾氣虛了，免疫系統對出了錯的細胞沒能及時發現，對已經成了敵人的癌細胞沒有清除的能力，癌細胞就逐漸積累下來，直到成了癌腫瘤。在腫瘤形成包塊前，血液裡其實已經先出現變化了。比如肺癌就有一組很奇怪、看似和肺毫無關係的症狀——皮膚瘙癢、關節疼等，醫學上稱為「肺外症狀」。

我知道的一個女公關，才 30 多歲，突然莫名其妙地皮膚瘙癢，轉了皮膚科、過敏反應科、外科都沒查出問題，最後醫生說，做個 X 光吧。結果發現，居然是肺癌末期。其實這用中醫理論是可以解釋的，因為肺開竅於皮毛，皮膚的不適可能是肺出了問題。用西醫學的解釋就是，在癌症腫塊形成之前，癌細胞和它的代謝產物，已經分佈到血液中，並隨著血液全身循環，皮膚瘙癢就是癌症代謝產物在皮膚停留引起的。

而尚未查出原因的嚴重疲勞，也可能是癌細胞的代謝產物對全身的影響，用中醫理論說，疲勞是脾虛的症狀，而脾虛，就是在給癌症放行。

美國有位醫學專家針對從 80 歲以上老人死亡後做的解剖發現，四分之一的人，體內有腫瘤，只是他們未必因為癌症而死。有一位在歐洲的中國訪問學者，做了 200 多具屍體解剖，發現 80 歲的老人，無一例外的，體內都有隱匿性的腫瘤。他推測如果人的壽命能到 100 歲，每個人體內的腫瘤將達到 3-4 個，但是其中很多人卻始終能和腫瘤和平共處，為什麼？就是因為脾氣尚存！

在這裡也順便提一下，如果你找了治癌症的中醫，總喜歡用白花蛇舌草、斑蝥、蟾酥之類藥物作為抗癌方劑的主藥，那就說明他沒掌握中醫乃至中醫治療癌症的真諦。

中醫無論是治療癌症還是其他疾病，強調的都是

「提高身體自己的免疫力」，來達到正氣存內，邪不可干的目的。只要自己壯實了，即便身體裡有腫瘤細胞，甚至腫瘤包塊，也能和平共處。

白花蛇舌草類似於西藥的化療藥，本身沒有任何扶正的能力，所以要用也是在方劑的最後出現，在扶正的基礎上才能驅邪；否則即便沒做放化療，不用補氣藥，只用中藥的化療藥，正氣也會被傷害的，只是程度不同而已。

很多人得了癌症之後不願意化療、放療，這是不對的，要看情況而定。比如淋巴瘤，如果患病的人身體還比較壯實，那就完全可以用化療藥限制一下，因為少用的話可以不傷正氣。但是如果用得過多，正氣一傷，根本不等化療藥物去殺腫瘤，身體自己已經繳械投降了。也是因為總有這樣的事例出現，所以人們才會對化療心有餘悸。其實，化療、放療是不是好用，關鍵要看病人的正氣，也就是脾氣是不是經得起。經得起就可以用一點，但如果經不起了還要用，就和飲鴆止渴差不多了。可能藉著化療藥的毒性，先把諫議

之官殺了，後面自然會發生政變。

　　我上面說到的那個病人，之前為了治療肝病，每副藥的黃耆劑量用到了 80-100 克，所以在服用中藥的那段時間裡，他的腫瘤一直處於靜止狀態中；而後來因為忙於攝影展等事，藥也停了，身體又很勞累，這兩個因素都使本身就不強健的脾氣更加虛弱，疾病才會突然加重。

　　要保持脾氣的強健，可以多用補脾的食物調養。中醫講究食藥同源，很多藥物是可以食用的，其中以補脾藥最為典型，比如可以——

　　燉雞湯時加入黃耆、紅棗，這種食療沒有特殊的製作方式，關鍵是形成規律，每次煮雞湯的時候都加 20 克黃耆、10 枚紅棗，每次煮粥時都加山藥、蓮子之類的各 10 克，形成生活習慣，才能起效果。

　　中醫所說的「糜粥調養」，最好是小米或者黃米粥，補脾作用最佳。可以在大米中加入三四段山藥，新鮮的

可以在市場上買，乾的在中藥店裡買得到，大米和山藥
一起煮粥，很適合補脾。

胃炎癌變的先兆也是疲勞

　　很多癌症病人的初始症狀也是疲勞，因為沒重視，
等發現了疲勞之外的明顯症狀才去檢查，往往已經太
遲了。比如胃癌，可能會按照這樣的一條路徑發展：
疲勞→貧血→萎縮性胃炎→胃癌。

　　病人們有個經驗，癌症在早期往往是沒症狀，不
疼。這個結論說對了一部分，因為疼往往是由急性的、
炎性的反應引起的，比如胃潰瘍，會在饑餓時疼痛難
忍，吃點蘇打餅乾之類的就能緩解。有這種典型症狀
的疼痛，倒也放心了。但萎縮性胃炎不是，還真的不
疼，更多的是脹，很像吃多了不消化，其實吃得未必
多，卻總在飯後覺得脹滿不適、憋悶、有堵塞感，甚
至腹部、脅肋部、胸部也感到脹滿，總喜歡噯氣、打
嗝。即便有疼痛，也和這些症狀同時出現，很少只是
單獨的疼痛。有的人還是有胃口的，但因為進食後胃

脘脹滿不適或消化不良，也就不敢多吃，慢慢地人就變得很消瘦，貧血更是避免不了的了。而無論是消瘦，還是貧血，都是最容易引起疲勞的。

　　萎縮性胃炎，是指胃黏膜和黏膜下分泌腺的萎縮，這種人能消化食物的胃液有效成分少了，很多人就會本能地喜歡喝醋，吃酸的，非此不能消化食物。因為萎縮性胃炎造成的貧血，不光是因為吃得少，還有本身就胃酸低，這就影響了營養的吸收，影響了血紅蛋白的合成，是雙管齊下的導致貧血，引起疲勞的，但是因為胃的症狀不明顯，很多人是因為疲勞來看病的。一來驗血發現貧血，如果遇到對消化科比較專長的醫生，可能會繼續偵察，慢慢查到根源，到那時候，往往已經是老胃病了。

　　據世界衛生組織調查，20-50 歲的人，患萎縮性胃炎的僅 10% 左右；51-65 歲的則高達 50% 以上。在中國，年齡每增長 10 歲，萎縮性胃炎的發生率平均上升14% 以上，所以萎縮性胃炎，其實也是人的一種衰老現象。慢性萎縮性胃炎患者如果做胃鏡，醫生常會提到一個名詞「腸上皮化生」或者「不典型增生」，這就

是有癌前病變。

　　萎縮性胃炎向胃癌轉化的過程，有 5%-10% 的患者最終可能轉變為胃癌。這種病人大多是中年以上的人，因為萎縮性胃炎變成胃癌是需要時間，通常共有特點是消瘦、面色黃、無光澤，同時，幾乎無一例外地抱怨疲勞，而且西醫沒有太多特效藥，所以大多數人主要是靠中藥。我在中國中醫科學院工作時，參加過萎縮性胃炎的國家級項目研究，曾經對很多萎縮性胃炎病人做過流行病調查，結果發現很多萎縮性胃炎病人都屬於中醫的脾氣虛，所以他們總會感到無力、疲勞，因為主管肌肉的脾虛了。

中醫用補藥治療萎縮性胃炎

　　《皇帝內經》裡有個理論：「形不足者溫之以氣。」萎縮性胃炎就是一種「形不足」，要把人參、黃耆作為治療萎縮性胃炎的主藥，取補氣之效。基礎方是「香砂六君子湯」，這是中醫改善疲勞最常用的藥物。「六君子湯」取了「四君子湯」中的人參、白朮、甘草，加了陳皮、半夏、砂仁、木香。因為萎縮性胃炎病人

的消化能力弱，即便吃得少，病人也會有積滯，後幾味起的是助推作用，幫助胃蠕動，類似西藥治療噁心嘔吐的胃腸調節「嗎丁啉 Domperidone」，很多人在萎縮性胃炎被控制同時，也感到體力明顯好轉。

如果有慢性胃炎的歷史，而且發現自己最近的消瘦速度加快，疲勞感加重，就要注意了，應該適時做胃鏡觀察胃黏膜的變化。如果你有萎縮性胃炎，或者罹患慢性胃炎多年，現在可借助麻醉，可以不用再畏懼照胃鏡的痛苦，儘早檢查，然後堅持用補氣藥治療，一般都能抑制。

萎縮性胃炎，用藥之外，飲食上需要注意

首先就是要少量多餐，以每日六餐，上午和下午各加一餐，每次不要多吃，因為分泌的胃液不可能一次消化很多食物。與此同時，要選擇易消化的食物，也可以多吃醋，一個是開胃，另一個是幫助胃液消化食物。

其次，也可以喝濃一點的肉湯，有助於胃液的分泌，而且由於湯濃，蛋白質含量高，即便吃得少，但

每口吃進去的東西，可以有效地補充營養，盡可能地減少貧血的發生程度。新鮮的綠葉菜、番茄、胡蘿蔔等也可以適量多吃，有助於血紅蛋白的合成。

因為分泌腺發生了萎縮，分泌液會減少，飲食中要限制含鹼多的食物，比如外邊買的麵條，為了使麵條有嚼勁，一般都會加鹼，就不宜多吃。饅頭最好吃用酵母做的，不要吃用蘇打、發粉做的，因為後兩者都是鹼，是鹼就有中和胃酸的可能，而胃酸恰是萎縮性胃炎病人所缺乏的。

筋骨痠痛
身體不能承受之累

　　中醫學講「腎主骨生髓」，這意味著不能任重的骨頭，往往和中醫說的腎有關。比如穿什麼鞋都覺得底子薄的時候，往往是腎虛、髓海空虛，骨頭不能負重了，所以才會一踩地就覺得硌得疼。這時需要吃補骨生髓的藥以增加骨骼的強度、力度。中醫講「肝主筋」，就意味著和疲勞同時出現的筋痠，往往和肝有關。在疲勞中，腰腿痠軟是常見的，但如果筋脈異常痠楚就要注意了，因為只有肝陰、肝血枯竭到一定程度時，才會出現這種情況。

腿痠居然是肝癌前兆

　　中醫學的肝是藏血的，主管筋脈，筋的問題一般都和中醫的肝有關係。中醫的肝雖然內涵大於西醫的

器官，當然也包括了肝臟。

　　在肝炎、肝硬化時，肯定是相對血虛的，血虛就不能養筋，筋就瘦，肢體就覺得沒力氣，人就會疲勞，肝炎病人比其他病人更容易疲勞就是這個道理。

　　總感到疲勞的人，很少沒有不腰腿痠軟的；去檢查未必能發現哪個器官有問題，甚至病人都不知道該掛哪科。我聽過一個病例，病人是上海一家銀行的高管，之前身體一直很健康，只是肝炎相關性抗原（HAA）陽性，但仍舊屬於 B 肝的健康帶原者。像這樣的情況，現在有很多辦法可以控制不讓病毒傷害到肝，即便是傷害到了，得了 B 型肝炎，從肝炎發展為肝硬化，乃至肝癌，也需要很長的時間，大多數人是可以躲過後邊的災難的。

　　可是這高管接到了新任務很勞心，忙了一段時間覺得很疲勞，而且帶著腰腿的痠，特別是腳上的筋

�。這個症狀無法用哪個器官出了問題來直接解釋，也就沒去醫院，只覺得這年代哪有不疲勞的人？等他帶著越來越嚴重的疲勞堅持到最後，任務完成了，結果去醫院一檢查，居然是肝癌，而且是末期了。

疲勞→腿痠→肝癌

這三個看似無關的概念，用中醫的理論可以很好地解釋內在的關聯。中醫學所指的肝是藏血的，主管筋脈，筋出了非外傷的問題，一般都和肝有關係。而且當肝的問題越嚴重，疲勞感越明顯，到了癌症階段，肯定是身體消耗到極限了，所以病人會異乎尋常地覺得疲勞，覺得筋骨痠。

西醫治療肝炎、肝硬化病人時，也不像其他慢性病似的提倡散步、慢走，而是要求病人儘量平臥，而且最好把腳墊高 30 公分，為的是讓下肢的血液多流一些回到肝裡，對肝臟本身完成一次營養的自我灌注，相當於每天自己輸血一次，自己養一次肝。每次平臥時，回流到肝臟裡的血甚至能增加 30%。可見，無論是西醫還是中醫，四肢筋骨和肝的關係都是非常密切的。

　　如果過去就是 B 肝病毒陽性，或者肝功能已經不好的人要特別小心，因為肝硬化乃至肝癌的轉變，是一個無聲的過程，很難從症狀上感覺得到。如果工作很累，精神壓力很大，很可能肝炎會跳過肝纖維化、肝硬化的階段，直接變成肝癌，這位銀行高管就是個典型。總之不容易和肝病聯繫起來的腿痠，是個不能忽視的症狀，腿筋痠軟可不是一般的疲勞。

　　我認識一家公司女經理，沒有肝炎問題，但就是瘦弱，找了不少中醫看，診斷結果幾乎眾口一詞：血虛。她除了容易疲勞之外，還有個典型特點，就是月經來了之後腿痠得厲害，特別是膝蓋，好像走了多遠的路似的。這也同樣是肝血虛，不能濡養筋脈的結果，月經後加重，顯然是失血之後引起了極度的肝血虛。所以中醫給她開的藥都是以四物湯為基礎的，其中包括當歸、熟地、川芎、芍藥四種補血藥。因為沒有類似的中藥成藥，後來她就把這個方子在藥房加工成了丸藥每天吃，慢慢的腿痠的問題才逐漸消失。

　　經常筋骨痠痛的人，如果胃口較好，消化能力尚可，可以用阿膠來補血養陰。阿膠中可以加點紅棗、

枸杞，也可以僅僅是阿膠，也足夠了，只是最好加點
黃酒，因為阿膠性質滋膩，需要用黃酒的溫熱發散來
幫助吸收，這樣也能減輕其對胃口、食慾的影響。

養生方　黃酒阿膠膏

材料：阿膠 20 克，黃酒 4-5 勺。

做法：將阿膠放在碗中，加入黃酒，放在鍋
　　　裡像蒸雞蛋那樣蒸到阿膠變軟、溶
　　　化，即可食用。

秋冬季節，天氣變冷之後，每天吃 15-20 克，
血虛的狀態就能改善了。

總覺得鞋底薄，提示腎虛

脾氣虛、肝血虛，甚至腎陰虛，都會導致疲勞，
但除了疲勞外，其他的夾雜症不同，可以幫助分辨；
症狀不同，用藥也會大相逕庭。先來說說肝主筋，脾

主肌肉，腎主骨。

　　肝血虛會導致腿痠，脾氣虛會導致肌肉無力，都是疲勞，但感覺不同。

　　肝血虛，感覺是筋骨痠；脾虛，感覺就是沒勁、手無縛雞之力。有人用實驗證明，發現脾虛的人，肌力雖然可以是正常的，但耐力不行，特別是當負重或者持久用力的時候。

　　有一種怪病，肌肉逐漸無力、萎縮，這在醫學上叫作「重症肌無力」，至今發病機理仍不清楚，最終會因為肌力全部喪失，乃至呼吸肌都無力而窒息死亡。這病如果看中醫，肯定要用大劑量的健脾藥，比如黃耆、四君子湯之類的，再根據病情需要做加減。《黃帝內經》說「治萎獨取陽明」，陽明就是脾胃經，說的就是治療肌肉無力萎縮，容易疲勞之類的病，重在補脾。

　　如果是腎虛帶來的疲勞，則肯定和骨頭有關。很

多人過了四五十歲，就多了足跟疼的毛病，一般人會
說是長骨刺了。

　　骨刺的足跟疼，不會只局限在足跟，可以偏一點
兒。如果是腎陰虛引起的足跟疼，則會有一種腳直接踩
在地上的感覺，硌得生疼，總覺得自己穿的鞋底太薄。
老年人喜歡穿厚底鞋來減輕足跟疼，其實是因為隨著年
紀增長，陰虛程度增加了。

　　我說過氣虛用「補中益氣」，血虛用「四物湯」，
腎陰虛則至少要用到「地黃丸」級別的了，而對於腎
陰虛嚴重到腳跟踩地都疼的人，肯定還有其他更嚴重
的陰虛症狀，大家熟悉的「六味地黃丸」就不及了，
需要有直接補骨生髓的藥物。朱丹溪有個治療陰虛嚴
重，虛火燒爍腎精，使髓海空虛的方子叫「大補陰丸」，
裡面用了黃柏、知母清虛熱，熟地、龜板滋陰作用很
強的藥物補腎陰，還特意加了豬骨髓。這個藥比六味

地黃丸多了清虛熱的力量，比知柏地黃丸多了滋補的力量。

足跟疼是髓海空虛到一定程度的標誌

到這時候，人不僅會覺得疲勞，因為陰精都耗乾了，肯定虛熱也很明顯，像五心煩熱、腰膝痠軟、舌紅等陰虛嚴重時出現的問題都一應俱全。一定要具備這些症狀後，才能用大補陰丸，否則，如果疲勞是因為脾氣虛，這個藥裡的黃柏、知母，可是脾氣虛人不能承受之寒。

不少人喜歡吃甲魚湯補養，甲魚最適合的也是陰虛之人，若是指望甲魚補氣是達不到效果的，但可以借助甲魚補助陰精，比如肝炎之類慢性病的恢覆期，人相對消瘦、疲勞，而且舌頭有點紅，這時候用甲魚就很合適，燉甲魚的時候加點枸杞、紅棗，可以增加補陰的力量。

補鈣要趁早，等到 50 歲就晚了

有種疲勞，隱藏在我們熟悉的一種疾病後面，是

骨質疏鬆症，很多年過五十的人，站久了都會腰痛，特別是女性，嚴重的時候站在廚房切完菜就要躺一會兒。出現這種情況，骨質疏鬆的可能性很大，因為這個病的典型症狀就是腰背痛，疼痛沿脊柱向兩側擴散，躺下或者坐下就會減輕，彎腰、肌肉運動，甚至咳嗽、大便用力時都會加重，因為骨質不承重了，就加重了肌肉的疲勞感。

　　這個疲勞感會和身體的不再挺拔一起發生，人變矮了，變得彎腰駝背，這都是年老的標誌。之所以如此，也是因為骨質疏鬆了，不能承重了。人的脊柱有點像積木，方方正正，一節一節可以疊得很高、很直。老年人脊柱的骨質是疏鬆的，很容易被壓迫變形，一旦一節椎體變形，脊柱就會傾斜，傾斜的椎體就要通過把持韌帶、肌肉來恢覆形態。這樣長期的超負荷，會使背部的肌肉出現疼痛，覺得累。不僅如此，當一個椎體壓縮導致彎曲，會使前面的椎體受到更大的壓力，導致一節一節悄無聲息地骨折，最後很多節骨折的時候，這人就面朝黃土背朝天，駝了。

　　非常遺憾的是，骨質疏鬆是個寂靜的殺手，在骨

質疏鬆初期，丟失少量鈣的時候，比如四五十歲時是沒有什麼症狀、也感覺不出來疼痛；到了五六十歲，才會出現腰膝痠軟、背疼、無力等症狀，人們往往要到那時候才想起來補鈣，其實早就已經太遲了。因為鈣在人體裡的儲存大部分在十幾歲、二十幾歲之前就完成，那個時候的骨頭，就像一間開著門的銀行，只要把鈣放進來就能收。但是到了二十歲以後，再補鈣，只能把消耗掉的鈣補上，想要儲存更多的鈣就不可能了。所以在 40 歲以後喝牛奶、吃鈣片，都只能把每天丟失的鈣、消耗掉的鈣補上來，想把骨頭建設得像年輕人一樣好，已經沒有機會了。

　　好在骨質疏鬆發展到一定程度，會有一個陡降期。雖然到這個時候再治療就沒有什麼好辦法了，但是如果能及早補鈣的話，即便是在 40 歲之後，不能再次打開鈣銀行的大門，也至少可以讓陡降期變得長一些，把疾病儘量地往後推，將生活品質提高一點。大家都知道補鈣最好喝牛奶，因為牛奶裡面鈣和蛋白質結合的比例是最容易讓人吸收的。但喝牛奶真的好過喝豆漿嗎？

豆漿裡面的鈣和蛋白質結合的比例，雖不如牛奶好，但豆漿裡面含有一種植物雌激素大豆卵磷脂，進入人體後可以彌補雌激素的缺乏，且有很好的強骨能力，對女性特別有益。所以如果是單純補鈣，喝豆漿和喝牛奶都很好，但如果是四五十歲的女性，多喝豆漿顯然更合適。

　　對於不喜歡喝奶的人來說，吃芝麻醬也是很好的補鈣方式。每 100 克芝麻醬中含鈣 870 毫克，僅次於蝦皮，比豆類要高。同時，芝麻醬含鐵也高，比豬肝還高一倍，比雞蛋黃高 6 倍。吃 10 克芝麻醬相當於吃 30 克豆腐所含的鈣；吃一湯匙芝麻醬，相當於 23 克豬肝或 80 克雞蛋黃所含的鐵。現代女性也講究補鐵，因為缺鐵會貧血，會疲勞，吃吃芝麻醬正好兼顧了。

　　骨頭是一個鈣庫，血裡需要鈣的時候從骨裡調出來，不需要就放回去。白天吃東西會產生鈣，所以從骨頭調到血裡的鈣相對比較少；而到了晚上睡覺的時候，白天吃的東西維持兩三個小時就沒有了，後半夜

就要調動骨頭裡的鈣進入血裡了。所以，有人建議晚上臨睡前喝杯牛奶，減少骨鈣的動員，保持骨質的堅硬。

多運動，少減肥，骨頭更堅固

早年大環境不好的時候，人們經常把和男人一樣拚體力的女孩子叫「鐵姑娘」，從骨質上講還真有一定道理，因為骨質的疏鬆與否，與運動有直接關係，經常運動或做體力勞動的人，骨頭的確是硬實的。不要以為天天躺在床上，拚命喝牛奶、吃鈣片就能補鈣，勞動才是不缺鈣、硬骨頭的關鍵。

人的骨骼細胞能感受到骨頭的受力情況，每當運動、負重、勞做時，骨頭都在受力，骨頭在受力時會有一種微微的變形，只有感受到這種變形時，身體才會增加骨的建設，建設得多了，骨質自然就不會疏鬆。從醫學觀點上來看，鐵姑娘就是這樣鍛鍊出來的，她們絕對不會因為骨質疏鬆而感覺疲勞。

鍛鍊，對改變身體的疲勞感非常重要，特別是在肢體上，比如和骨質疏鬆同樣年輕化了的「腰椎間盤

突出」。得到椎間盤突的人，要麼特胖，要麼特瘦。特胖的人得病是因為體重過高，硬是把椎間盤擠出來了；特瘦的人得病就是因為肌肉無力，一點兒也不能承重，只能把身體承受的重量全部放在脊柱上，椎間盤自然也被擠出去了。所以椎間盤突出的人，只要是過了急性期，不疼也不麻了，醫生都建議要鍛鍊，就是趴在床上，讓腳和頭儘量反向靠近，通過這個動作練習背部肌肉的力量，好去分擔壓迫在脊柱上的壓力。

有個很有意思的現象：

現在得椎間盤突出的人往往不是勞力者，而是長年坐辦公室的人。為什麼他們不需要負重，還會出現損傷？是因為坐的時候脊柱承受的壓力比站立時要大！

大家都覺得坐著比站著解乏，解乏就是肌肉放鬆，肌肉放鬆了，脊柱就成為主要的受力者。長久坐著放鬆自然就等於缺少鍛鍊，這也符合中醫「久坐傷氣」的理論：久坐，肌肉就失去了支撐、負重的機會，在一定程

度上是廢退，是功能下降，氣就被傷了。

　　所以中國古人講究站如松，坐如鐘，因為取這兩個姿勢的時候肌肉是緊張的，是繃著的，不僅肌肉在鍛鍊，而且脊柱的重量也被分擔了，自然不會讓你覺得疲勞。再說現在的人之所以會變得骨質疏鬆的人越來越多，除了和骨頭的受力機會減少外，已經成為時尚的減肥，也在助紂為虐，特別是上了年紀之後才想起來減肥，後果很嚴重！

　　更年期前，或者更年輕一點的女性，雌激素比較充足，即使節食減肥，身體也能充分利用飲食去補充雌激素，所以她們有足夠的雌激素去留住鈣質。但如果歲數大了，即便不減肥，到了更年期後骨質疏鬆也會高發，因為雌激素減少、乃至於消失了，再也沒有能把持住鈣質的東西。如果在這個時還減肥，等於又人為地降低了雌激素的含量，更是雪上加霜。

　　現代人接受日光照射的時間越來越短，人們在室內工作、活動的機會多，在戶外的時間少，勢必會缺乏維生素 D，不能使鈣得到有效利用。或許有人會說：

「我坐在辦公室的窗戶邊，還曬黑了呢，難道那麼強的紫外線對補鈣無效嗎？」確實無效！因為你雖然曬了太陽，但那種被玻璃隔著的照射，不能刺激皮膚中的膽固醇轉化為維生素 D，不能幫助人體補鈣。但這縷射進房間的陽光，只被玻璃隔離掉了紫外線 B，紫外線 A 照常可以穿過，所以照常會把你曬黑。因此皮膚科醫生說：「即使坐在屋子裡也要用防曬霜，否則皮膚還是會被透過玻璃的紫外線曬黑、曬傷。」

累死人的時髦，「滑鼠手」與「高爾夫球肘」

　　肢體使用過度導致的疲勞，往往有個很時髦的名字，比如滑鼠手、網球肘、標槍肘……為了寫年終總結報告，用了一個星期的電腦，結果右手覺得很累、很痠，甚至不聽使喚了，這就是典型的滑鼠手。當你在鍵盤上打字或移動滑鼠時，手腕會和桌面有一定角度，使腕管處壓力增大，長期反覆地擠壓摩擦，那個位置的神經和血管就要受到損傷，手會逐漸地出現麻木、灼痛，這種感覺在夜間會加劇，甚至常會在夢中痛醒，發現自己雖然沒扭傷過手腕，但手腕的關節卻

腫了，動作也不靈活，甚至還擴展到肩部，整個肩和手臂都不舒服。

如果這種感覺發生在左手，警惕性高的人會想：「會不會是心臟有問題導致的呀？」因為很多冠心病人在症狀不典型時，就是左胳膊疼痛，但那種疼痛是放射性的。如果是在右手，有人可能就會想到，最近是不是讓手超負荷工作了。有的人可能並沒用過電腦，但只要他在最近一段時間，持續做這種類似電腦打字或者移動滑鼠的動作，同樣會得滑鼠手，其實就是一種肌肉、神經的勞損。類似的還有網球肘，也會發生在根本不知道網球為何物的人身上。

網球肘是肱骨外上髁炎，肱骨就是我們上臂的那塊大骨頭，古人說：「三折肱，而成良醫」，指的就是這個骨頭。網球肘就是骨頭外側的肌腱因為過度使用、過度疲勞而發炎了。網球肘的疼痛往往是在攢手時出現，比如說拿杯子、提暖壺、用力抓握或提舉物體時，就會感到肘部外側疼痛、無力。為了驗證自己是不是網球肘，你可以用另一隻手按著你疼的那隻手腕，然後使勁抬那隻手腕，如果是網球肘，做這個動作就會

出現疼痛。

　　網球肘疼痛的範圍比較局限，主要是在手肘的外側；只要頻繁地做手腕的伸展動作，而且向橈側，就是向外側用力，即便是做家務也會得媽媽手。所以，很多得網球肘的人是中年婦女。還有一種與之相仿的「高爾夫球肘」或「投擲肘」、「標槍肘」，學名是「肱骨內上髁炎」，和網球肘正好相反。如果經常用力做屈腕、屈指、或前臂旋前，就是胳膊肘往裡拐的動作，這一部位的肌肉，肌腱會反覆緊張收縮，就會發生疲勞性損傷。

　　我認識一對退休教師夫婦，去美國幫女兒帶孩子，回來後老太太的右手就不能動了，疼、不聽使喚，他們很害怕，都想到了肌無力。結果去醫院檢查，醫生一看，連檢查都沒細做就診斷：「高爾夫球肘！」聽得兩個老人雲裡霧裡：「在美國光忙著給閨女抱孩子，高爾夫球場連去都沒去過呀！」醫生解釋說：「高爾夫球肘只是頻繁做了和打高爾夫球、投標槍類似的動作。」老太太是抱孫子抱的，因為抱孩子時，一般都是右手彎過來，把孩子的頭枕在臂彎處，然後摟緊，這個過

程和打高爾夫、投標槍時做的動作類似，而且因為抱孩子的時間長，在不知不覺中，那部位的肌肉神經就勞損了。

解決這三種局部勞損的最好辦法，也是唯一的辦法，就是停止做那個令你勞損的動作，讓那一部分的肌肉、神經徹底休息。為了減少疼痛，還可以貼貼止痛膏。可以找滲透性好點的止痛膏，如果想去病根，還是要靠休息。很多人疼得厲害時，會想到要不要打局部麻藥加糖皮質激素（俗稱類固醇），但使用有幾個條件：

一、是所有的保守治療基本無效，比如吃藥、按摩、理療基本都不起作用了。

二、是痛點比較局限，面積集中，但疼痛難忍，如果很大面積疼痛的話，使用局部麻藥就不行，因為激素不能大量地用。

三、3個月之內不能打超過3針的局部麻藥，如果量太大會出現激素的副作用，比如說長鬍鬚、肥胖，等等。

有的孩子扭了腳，第二天要參加體育考試。如果

扭傷很輕，還可以打局部麻藥，急性期的傷主要還是通過休息來治療。運動員一般都是在上場之前才打局部麻藥加糖皮質激素，像一些好點的麻藥，持續的時間就約三個小時，一般的麻藥也就是一個多小時。

別小看出汗，問題一籮筐

　　我見過一個因為出汗出虛了的病人，是個退休教師，原來就愛出汗，那年夏天出得特別多，結果一過夏天就感覺累得不行，一走就喘、就出汗。她也知道自己是出汗出虛了，但怎麼樣都抑制不住汗，一開始是因為熱，到後來，都立秋了，汗還是止不住。於是她就去看中醫，得到的結論，醫生說她是「汗把心氣耗虛掉了」。

　　中醫認為「汗為心液」，可以看出中醫對汗的珍惜，也暗示著出大汗是會傷心氣的，有時喘，並不是肺的問題，而是心功能受傷了，是心肺之氣虛了。心和肺同時負責氧氣的運輸，但心是肺的能量來源，是動力，所以心氣虛了，肺的能量自然也不足。

　　出汗是一種脫水，脫水的後果嚴重，失去的水會

帶走血液裡的電解質，影響電解質的平衡，從而直接
影響血液的品質。身體的神經、肌肉之所以能夠運動，
就是因為血液裡的電解質，一旦大量出汗，電解質紊
亂，首當其衝的是神經、肌肉不聽使喚、疲勞、沒力
氣的一種表現。

　　我遇過一位病人，天熱受不了去沖涼水澡，結果
晚上就發起了高熱，吃了退熱藥沒退，又加量，終於
出了一身大汗，熱倒是退了，但從床上站起來人就癱
在地上了，四肢軟得像棉花似的。家裡人嚇壞了，怎
麼治發熱治出了癱瘓？趕緊往醫院送，偏遇到一個年
輕的值班醫生，一看病人癱軟的樣子也懷疑是脊髓出
了問題，正開 CT（電腦斷層掃描）申請單要他們去檢
查的時候，值班主任來了，一問情況，當時就取消了，
馬上去查血鉀。一看結果，比正常人低多了，正常人
的血鉀是 3.5-5.5 毫摩爾 / 升，他才 1.5。這才知道問題
出在他的大汗淋漓上，是出汗造成的低血鉀症，馬上
靜脈補鉀，人立刻有勁，癱瘓的症狀全部消失，家人
才鬆了一口氣。

　　鉀是人體必需的微量元素，雖然微量但能決定生

死。我還遇到過一個病人，之前是因為腹瀉有點脫水，往醫院的路上，過馬路時突然不能邁步了，腦子很清醒，但身體是癱軟的，看開到眼前的車一點閃躲的反應都沒有，差點撞上，還好旁邊的人把他抬過了馬路送進了醫院，發現是低血鉀造成的。

　　鉀能增強人體神經和肌肉的興奮度，維持神經和肌肉的正常功能。鉀充足的時候，人就不至於無力；降低了，馬上就會出現肌肉痿軟、鬆弛，甚至癱軟的現象，尤以下肢最為明顯，稱為「缺鉀性軟癱」，那個過馬路時症狀突發的人就是一個典型。嚴重時，還會影響呼吸肌、心肌，引發呼吸肌麻痺、呼吸困難和嚴重心律失常，不過只要發現及時、診斷清楚，治療起來很簡單，靜脈補鉀就可以了。

　　血汗同源，中醫經典《靈樞》中也說：「奪血者勿汗，奪汗者勿血。」強調已經出血的人，治療時要忌汗；而出汗很多的人，也不要用放血療法。因為無論是汗還

是血，都會帶走身體的能量，也會帶走血鉀，使人處於虛弱狀態，如果二者相加，後果將更為嚴重。

出大汗或者拉肚子到脫水的地步時，就算沒到癱軟的地步，人也會覺得很累，如果是孩子則會更危險，可能會因為脫水而危及生命。大量出汗後不要馬上喝過量白開水或糖水，而要喝些果汁或糖鹽水，特別是橙汁、橘汁，含鉀很多，補鉀最快。茶中也含鉀，所以夏天喝茶解暑，也就是防止血鉀過度降低。

夏喝「生脈飲」，秋天不疲倦

中醫講究「春夏養陽，秋冬養陰」。夏天天熱，大熱是耗氣的，陽和氣都是身體的功能，功能被損傷就要減退，直接的後果就是疲勞，比如中暑是嚴重耗氣的結果，人會疲憊不堪，甚至休克。所以中醫提倡在夏天開始時喝生脈飲，就是為了養陽，增強功能。

容易出汗的人其實應該在夏天剛開始時就喝生脈飲，那樣就不至於大汗淋漓，乃至血鉀丟失。生脈飲的三味組成藥是：人參、麥冬、五味子。人參補氣，

麥冬和五味子是味痠，中藥裡痠味的藥都有收斂的作用，這兩味藥收斂的是汗和被汗耗散的心氣。別小看這個方子，現在由它提取出的靜脈注射液，是用來治療休克的。

很多人覺得夏天是很少吃補藥的，因為補藥會讓人上火，其實要看是什麼補藥。夏天人體的氣血主要都集中到體表上，所以夏天很少感冒，但胃口一般都不太好，而且容易發生腹瀉、腸炎之類的胃腸疾病，因為內裡氣血不足，沒能力消化食物。這時候氣血也是最容易耗散，因為浮在表面，很容易被炎熱消耗，因此夏天的補養非常重要，而且一定要選對藥。

中醫是絕對不會建議人在夏天吃阿膠的，因為阿膠是補陰血的，性質比較滋膩，只適合秋冬以後吃，到那時人體的氣血回到裡面，才有可能消化性質滋膩的阿膠。有經驗的醫生開阿膠，即便是秋天，也一定要配陳皮、砂仁之類，因為阿膠特別容易妨礙胃口，中醫術語叫「礙胃」，影響消化的意思。配陳皮之類有點燥性的藥，就是為了改變阿膠的靜態，避免吃進去之後把脾胃呆滯了。用阿膠做秋冬吃的補膏，一定要

加點黃酒，一個是為了暖胃，另一個就是為了讓阿膠
的性質活泛起來，便於胃腸吸收。所以即便是需要補
血的人，在夏天對阿膠這樣的滋補品也是要特別慎重，
因為春夏只適合養陽而已。

　　《備急千金方》對生脈飲中的五味子特別推薦：
五月宜用五味子養心氣，因為五月屬於火，屬於心，
心氣容易耗散。看，古人開始養心氣，都要趕在夏天
到來之前，可見夏天是個多麼消耗心氣的季節！而且
夏天過不好，人在接下來的秋冬都會感到疲倦，那種
疲倦不是懶，而是心臟的動力不足了。

體質虛的人發汗，一定要見好就收

　　中醫講，汗是陽加於陰的結果；只有氣作用於身
體裡的營養精微物質之後，才能產生汗，所以必須有
陽氣存在，如果一個人的陽氣很虛，可能連汗都出不
來，比如虛弱的人感冒時，都要用人參，就是增加陽
氣把該出的汗托出來。中醫重視汗，把汗視為虛的原
因或結果，主要是氣虛，其次是陰虛。

氣虛

如果是氣虛引起的疲勞出汗，出汗的人則往往不會覺得熱，而且一邊出汗，一邊還怕風吹，怕冷。他們疲勞的感覺更加嚴重，有時候好像氣都喘不到鼻子上，要彎下腰才行，也會比陰虛的人更容易感冒。一般人總覺得感冒是因為出汗吹了風，其實不是，出汗是氣虛，是免疫功能下降的標誌，不僅容易感冒，也容易罹患其他疾病。中醫會建議去吃玉屏風散或者玉屏風口服液。

陰虛

陰虛出汗的特點，是夜裡出，叫「盜汗」，好像盜賊似的，偷偷出，醒的時候會發現，被子都被汗浸濕了。這種情況除了疲勞之外，還有四肢手腳、心熱、心煩口渴的感覺，身體也偏瘦，好像內裡總是有火、有熱，出汗的時候更是有燥熱的感覺，總以為是自己夜裡蓋多了。這是他們的陰氣不足，本來也不盛的陽氣顯得亢盛起來，這是一種虛性的亢盛，出汗是一種

被疾病誤導的散熱方式。

　　我前面講的那個患何杰金氏瘤的朋友，雖然前後病情有變，但始終是典型的玉屏風散症：面色很黃，而且一點光澤都沒有，這是典型的脾虛顏色；吃得很少，這是典型的脾胃虛弱；化驗發現白血球、白細胞都遠低於正常值，這是脾氣虛、免疫功能不足的表現；非常怕風，夏天的時候都要穿羊毛衫，這是脾氣虛導致了肺氣虛，衛外功能不足了，為了提高抵抗力，他打過一段時間的免疫球蛋白，打了之後效果確實好，感冒的間隔拉長了不少，後來因為球蛋白難買到，就用玉屏風散代替，維持得也不錯，疲勞感緩解了不少。打免疫球蛋白是直接把免疫力借過來，相當於給人魚；吃玉屏風散等於培養自己的免疫力，相當於授人漁。顯然後者的價值更大。

　　我的這個朋友是南方人，有一次來北京受了風寒，感冒的時候有明顯的表徵，就是渾身疼、發熱，不過他那種體質，發汗的話肯定要特別謹慎的。但當時他的表徵明顯，不出汗熱就退不下去，於是我用了感冒清熱沖劑。若是個身體很棒的人，有這種不宣透就不

解的表徵，我可能還要再加點發汗藥，只要汗出透了，
感冒就能徹底好了，否則，有外邪留在體內就會留後
患。

　　比如有人感冒後遺留很長時間不好的咳嗽，往往
是表邪沒有宣透的結果。但是對他我就不敢了，而且
等他出汗到一定程度，還要趕緊加上玉屏風散。陽氣
虛還可能使汗出不止，因為沒有足夠的陽氣固攝陰液
了，我的這個朋友就是如此。因為擔心他陽氣被汗損
耗，我只能見好就收，用玉屏風散及時補氣止汗。

　　很多體質本身就虛弱的人，很容易感冒，而且他們
可能有個迷思，覺得只要是感冒了，就要忌補品，少吃
東西，甚至需要空腹療法。其實這種認知是不全面的。
忌口針對的是本身因為飲食積滯而誘發的感冒，空腹則
是為了減輕胃腸的負擔。

　　如果你本身是個很虛弱的人，採取這種不補也不吃
的辦法，是不可能把外邪推出去，把感冒治好的。虛

人、老人的感冒，如果同時氣虛又很厲害，可以在吃感冒辛溫解表藥的同時，加點補氣藥，比如性質比較平和的西洋參，可以用十幾片西洋參泡水代茶飲，不上火，同時可以稍微助推一下不足的陽氣。

夜裡出汗，用「當歸六黃湯」

疲勞而且出盜汗的人，應該用當歸六黃湯，是李東垣的方子。他在這組養陰、清虛熱的藥物之前，用了黃耆，為的是補養被耗竭的氣力，改變疲勞狀態。不過，用這個方子的人熱象一定要比較明顯，因為方中用到了清熱作用不小的黃連、黃芩、黃柏，分別是能清心火、肺火、腎火的清熱藥。如果是氣虛的人，特別是脾氣虛，平時動不動就腹瀉的，這藥是禁忌的。

氣虛的人容易疲勞，因為氣虛是功能不足、體力不支；陰虛的人也容易疲勞，但他們的疲勞卻是陰精被消耗的結果。所以同樣是疲勞，治法卻大相逕庭。那麼怎麼辨認差異呢？看出汗的性質就可以了。

陰虛人的出汗，一般是盜汗

這種汗是在夜裡睡覺時出，醒來發現自己出汗了。有的一入睡即出盜汗，有的入睡至半夜後盜汗方出，有的剛閉上眼睛一會兒盜汗即出。出的汗量，懸殊也很大，根據盜汗病人的臨床表現，可分為輕型、中型和重型。

輕型的病人，多數在入睡已深，或在清晨5時許，或在醒覺後1-2小時內汗易出、量較少，僅在醒後覺得全身或身體某些部位稍有汗濕，且醒後就不再出汗了，一般也不會有不舒適的感覺，疲勞的感覺也不明顯。

中型的病人，多數入睡後不久汗即泄出，甚至睡衣都濕透了，醒後汗止，揩拭身上的汗後，再入睡即不再出汗。這種類型的盜汗，病人常有烘熱感，因為熱而汗出，醒來後有時會出現口乾咽燥的感覺。

重型的病人，汗極易泄出；入睡後不久或剛閉上眼即將入睡時，就有汗液大量湧出，隨著入睡，出汗量可使人驚醒，醒後汗可霎時收斂，再入睡又再次出汗，出汗量很大，常帶有淡鹹味，或同時混有汗臭。

嚴重的時候可將被褥浸濕，甚至在床板上印出汗漬。
這些病人常抱怨自己疲勞不堪，同時有明顯的烘熱感，
心情也比較煩躁，口乾舌燥，喜歡喝涼水。平時甚至
還有低熱或潮熱、手腳心熱、頭暈、消瘦、尿色深、
尿量少、大便乾燥。

　　需要注意的是——

　　陰虛人的瘦，和氣虛疲勞的那種瘦不一樣，陰虛人
的瘦發乾，身體好像是缺水似的、臉色偏紅、舌質偏
紅。氣虛人的瘦，是肌肉不僅少、很鬆軟、臉色一般是
發白、舌質的顏色也淡、更沒有陰虛人的熱象，相反地
倒時常是一種有勁使不上的懶怠感。

　　一般來說，輕型的盜汗對身體損傷不會太大，但
中型的乃至重型的盜汗，已經是明顯的陰虛表現了，
而且陰虛程度在遞增，如果不加遏制，會對人體造成
極大的消耗，就不再僅僅是疲勞的問題了。這種陰虛

之汗的治療，也不能再用藥物收斂了，而是從根本上清除出汗的病因：陰虛導致的虛火。疲勞而且盜汗的人，應該用「當歸六黃湯」。和它作用近似的是知柏地黃丸。但是知柏地黃丸只是清虛熱、養腎陰的，沒有補氣的藥物在其中。對於盜汗已經把人出虛了，虛到已經有明顯疲勞感的人要加用補氣藥，可以在知柏地黃的基礎上，加用補中益氣丸。當然最好的辦法還是找中醫，根據病人的情況量身訂做處方。

地黃丸系列中還有一個是「麥味地黃丸」，是在六味地黃丸的基礎上加了麥冬、五味子，宜治療盜汗的虛熱程度沒有知柏地黃丸或者當歸六黃湯的嚴重，主要取滋陰和收斂的作用。食物中的銀耳、蓮子、枸杞都有滋補陰精的作用，家常煮粥的時候可常加上三四朵銀耳、10 克蓮子和十幾粒枸杞；關鍵是養成習慣，要經常吃才能起作用。

越睡越累不如不睡

　　失眠之後自然會覺得累，即便不失眠，有的人睡得解乏，有的人卻越睡越累，覺得累的人是因為睡得淺。怎麼樣才能不做夢、睡得深？其實很簡單，白天體力活動多了之後人往往更容易進入慢波睡眠，累得連夢都不做了，應該是睡眠的最高境界。所以失眠之後的疲勞和累，不是吃補藥能解決的事，因為心經有熱，胃中不和，導致失眠的很常見，吃補藥無異於助紂為虐。和吃藥相比，適度的勞動、體力消耗可能是治療失眠最好的辦法。

肥大的扁桃體，壓矮了孩子的身高

　　我的一個朋友長得矮，他媽媽每次提起都很後悔，說因為他小時候扁桃體肥大，沒及時割掉，結果把孩

子的個子壓矮了。我當時還笑她是不願意承認是遺傳的問題。後來學了醫我才知道，扁桃體大真是可以壓得孩子長不高。在重慶就有個典型例子：一對學生姐妹中的一個，居然比另一個矮了 10 公分。醫生很奇怪，她們的基因那麼接近，又生長在同一個環境下，為什麼會出現這麼大的差異？後來才發現，那個不長個兒的妹妹，從小睡覺就打呼，到醫院一檢查，妹妹有個扁桃體異常肥大，堵塞了呼吸道。雖然看似睡得比姐姐要香，實際上在打呼的睡眠過程中，她的大腦是缺氧的，由此影響了生長激素的分泌，導致最終比姐姐矮了那麼多。

　　這種肥大的扁桃體在醫學上稱為腺樣體，又稱咽扁桃體，和我們常說的扁桃體性質一樣，只是位置不同，長在鼻咽的後壁。在孩子很小的時候，那個部位很容易感染，如果感染持續不消，腺樣體就會腫大，時間長了就可能造成永久性的肥大，直接堵塞呼吸道。

根據統計，在從小就打鼾的孩子中，有 80% 是因為扁桃體和腺樣體肥大。當孩子在睡夢中發出響亮的鼾聲時，他們的大腦正處於缺氧的狀態中。而睡眠正是兒童生長激素分泌和大腦發育的關鍵時候，因為決定身高的生長激素只有在睡眠時，才會出現分泌高峰。

　　我們經常發現一個假期下來孩子長高了，就是因為假期更能保證孩子的睡眠。孩子的睡眠品質差，自然就影響生長激素的分泌，所以即便具有很接近基因的雙胞胎也可以一高一矮。孩子的精力旺盛，對缺氧有代償能力，所以不到一定程度他們不會主動抱怨疲勞，但是缺氧造成的疲勞會以別的形式表現出來，嚴重的時候，智力發育也會受到影響。遇到孩子有上課精神不集中、記不住東西之類的情況，有經驗的兒科醫生，通常會建議你帶孩子去查查耳鼻喉科，看看是不是有肥大的扁桃體。

　　很多人去西藏之類的高原地區回來後，會覺得自己變遲鈍了，就是因為那些地方氧氣比較稀薄，而一

直生活在內地、平原的人，沒有高原人那麼豐富的血細胞，不能通過超量血細胞的工作抵抗缺氧，所以直接影響了大腦的工作效率。那種從小打鼾的孩子，就相當於以平原人的身體，始終生活在高原缺氧的狀態中，結果可想而知。

打鼾的睡眠使人越睡越累

更多的打鼾問題發生在成年人身上。我們說一個人身體好時，總是說他能吃能睡，而睡得好是一沾枕頭就鼾聲如雷。事實上，打鼾只能說明能很快進入夢鄉，但身體的其他器官並沒得到應有的休息和恢覆，因為在如雷的鼾聲中人是處於低血氧之中，不信問那些呼聲很大的人，肯定很多人說睡了跟沒睡一樣，不解乏，白天仍舊很睏，坐在那兒就打盹兒。但很少有人把解不了的疲勞，與如雷的鼾聲聯繫起來。

更要命的是，這種鼾聲會時斷時續，有的停頓可以達到一兩分鐘，突然就不喘氣了。在這個暫停期間，胸腹部還在用力呼吸，但氣就是衝不出氣道，憋到最後會聽到一陣比以前更大的鼾聲爆發性地響，然後會

呼出一口長氣，這個時候，他們會被憋醒，突然大叫一聲之後翻身坐起，同時感覺心慌、胸悶或心前區不適，而且一身大汗。

人們總說這是在做夢，俗話說被夢魘住了，其實這根本不是夢，是大腦皮質的問題，很多時候是呼吸暫停，是缺氧到了極點時，身體的一種自救本能。每次從這種鼾聲的停頓中衝出來都是一次僥倖，因為這種停頓如果超過 120 秒，很容易就會發生猝死，而且一般都在凌晨。

很多人是在睡眠中去世的，最後解剖發現大多是心血管病，心肌梗塞。追溯其生前大半都有打鼾的毛病，而突然的死亡很可能就發生在打鼾之間的呼吸停頓中，因為那口氣就再沒喘上來。這種打鼾的人一般都偏胖，而且打呼會遺傳，兄弟姐妹到了 40 歲之後可能都會打，因為他們有同樣的生理結構，而且肥胖是主要問題。因為肥胖者咽喉周圍和胸腹部脂肪堆積，導致氣道狹窄。

孩子腦缺氧時，生長激素分泌少，孩子就不長高了。如果是成年人，雖然生長激素不再影響身高問題，

但打鼾導致的缺氧仍舊可以使生長激素分泌減少，這種激素分泌量一下降，直接引起身體脂肪和肌肉的比例失衡，就是只長肥肉不長瘦肉，人會更胖。加上睡眠品質差，這種人日間肯定嗜睡，他們會抓空就睡，這樣活動量勢必會減少，能量消耗下降，又進一步使體重增加。體重的增加又加重鼾症，從而使肥胖與鼾症進入周而覆始的惡性循環。目前國際上已將治療睡眠呼吸終止症納入肥胖的治療方案，且效果顯著，往往是肥胖減輕後，鼾聲也會減小。

　　醫院裡搶救危急病人，都要對心臟、血液等各個方面做監測，其中一個指標就是血氧飽和度，即血液中的含氧量。如果一個人的心肺功能好，血氧飽和度就高，意味著大腦等身體器官都不缺氧。一旦這個指標下去了，馬上就會出現意識問題，人變得糊塗了，甚至昏迷，因為大腦對缺氧是最敏感的，氧氣供應不夠時大腦總是首當其衝受傷害。即便沒有這麼嚴重的呼吸終止威脅，但如雷的鼾聲中，人始終處於一種低血氧狀態，打了一夜的呼嚕，等於缺了一夜的氧，第二天白天實際上是處於血氧飽和度低下的狀態，所以

會疲勞、會想睏，而且這種疲勞不是補充點營養就能
解決的，就像缺乏睡眠的人，只能通過補眠來改善疲
勞。

　　如果這種情況持續多年不改變，慢慢地會發現，
性情都會發生變化，變得暴躁、易怒，而且還可能最
終躲不開老年失智的問題，因為失智就是大腦缺氧造
成的。很多人是得了腦出血、腦血栓之後，因為血管
不能供應一部分的腦組織，造成繼發性失智，而長期
的打鼾造成的缺氧和前者是殊途同歸的，只是會發生
得更隱秘，因為很少有人把老糊塗和打呼聯繫起來，
大多是發現智力下降、人格變化之後回想以前，在醫
生的追問下才想起沒病時的能吃能睡，鼾聲如雷……

安神中藥方

　　具有安神作用的藥，只有「柏子養心丸」、「人參
歸脾丸」裡面有補藥，柏子養心丸裡面用了黃耆，這
藥適應的是心氣虛很明顯，虛到連驚嚇都受不了，好
像要時刻捧著心才行的人。人參歸脾丸，則是針對疲
勞後失眠的人，疲勞是他們更大的問題；有氣無力、

面色萎黃是他們不同於其他失眠者的最典型特點，其中人參就是針對這個問題也是通過氣血雙補，使心神有所寄居，不再四處溜達，人才能得以安眠。

天王補心丹

陰虛、血少、明顯的失眠的人更適用。因為心血被火消耗掉了，所以這種人不僅失眠、健忘，心裡還一陣陣發慌，而且手腳心發熱、舌頭紅、舌尖生瘡，陰血虛的症狀要明顯一點。

朱砂安神丸

這是李東垣的方子，適用於病人失眠多夢，但心火明顯比天王補心丹治療的失眠還要旺，因為這藥裡有去心火的黃連。這種失眠的人心裡常覺得很煩，甚至有點心神不寧、坐立不安，可能有精神抑鬱，這個時候吃朱砂安神丸就比天王補心丹合適，既能清熱，又能用朱砂這種礦物類藥物，重鎮一下浮越的心神。

柏子養心丸

　　既然是養心，補的成分就多些，適合虛得比較明顯、失眠、健忘，而且有氣虛表現的人。這種人稍微運動就會感到心慌，而且有點響聲就被嚇一跳，即常說的一驚一乍，俗話是膽小，實際是心氣虛，所以藥裡用黃耆補氣。

人參歸脾丸

　　一看不像是治失眠的，因為和心無關，但對於脾虛導致的失眠非它不可。這種失眠是因為脾虛，使氣血生成不足，影響到心血不足，最終使心神無處寄居，心神浮越。除了失眠還會記憶力下降，而且總是一副有氣無力、營養不良的樣子；有氣無力是氣虛，營養不良是血虛。

安神補心丸

　　凡是入睡困難或多夢、易醒的失眠人，如果還伴有心悸、心煩、咽乾口燥、盜汗、耳鳴、頭暈的，就適合吃這藥。

牛黃清心丸

如果失眠是心火燒出來的，除了失眠還有頭昏沉、心煩、大便乾燥，就適合用牛黃清心丸。事情一著急就容易出現這樣的失眠，而且失眠者的舌質很紅，特別是舌尖，紅得好像都有小裂痕，是熱象比較突出的人才可選擇。

加味逍遙丸

適用於不僅失眠，還伴有情緒低落、胸悶、兩脅脹、喜歡長出氣的病人，治療因為緊張、生氣導致的失眠更合適，可以疏肝解鬱、改善睡眠。

越鞠保和丸

失眠而夢多，早上醒來總感覺特別累、胃口不好、舌苔厚膩的人適用，通過將腸胃打掃乾淨，就能輕鬆入睡。

七葉神安片

有些老年人，晚上會覺得胸悶，有冠心病的病人，也常睡不沉，這種情況用七葉神安片可以緩解，這藥既能活血也能安神。如果還經常有胸痛、胸悶發作，可以加服血府逐瘀口服液或膠囊。

第五章

心累比身累更可怕

能被自我累倒的人，肯定是什麼事情都把自我放在第一位，我的投資、我的房子、我的車子、我的薪資……他們承載各種欲望的容器總是嗷嗷待哺。所以一個人只有在忘我的時候，才不會覺得累，把裝那些欲望的容器扔了，累也就沒有了寄居地。

不堪負荷的心理之累

　　佛教裡有一句話：「煩惱來自於我！」其實不管是煩惱，還是身體的病痛，都以每個人的自我為寄居地。不斷強調自我，就是提供而且擴大了寄居地，煩惱乃至於累，就有了立足之地。

過多的選擇使人累

　　現在人的生活比過去的人複雜多了，這種複雜的生活必然使人產生複雜的心態。過去經濟不發達，生活也不豐富，只能別無選擇地過很純樸、很簡單的生活。現在不是了，機會很多，生活發展的空間都很大，每天都在忙著做選擇，即便是去超市買東西，過去錢有限，可以選擇的種類也有限，現在有錢了，可選的東西也多了，在這種挑選的過程中，就可能被累倒

了。所以心理學上說:「選擇越多越痛苦。」

比如想換工作,最初是找不到合適的,一夜之間突然有三個選擇出現,就開始頭疼了。一個是薪水高,一個是離家近,一個是業界熟人多。到底選哪個?左思右想後會說:「還不如就給我一個機會,也沒現在這麼累人。」

很多有錢人閒極無聊的時候去登喜馬拉雅山珠峰,去無人區探險,其實就是把自己逼到一個別無選擇的境地,在那裡,沒有到底投資還是撤資?要不要接這項業務……的問題,選擇只有一個,就是要從危險地帶走出去,活下去。在那種困境中的人,即便身體很累,但心是安靜的,這時絕對不會抱怨疲勞,甚至會享受那種疲勞,因為那是心的放鬆,是最徹底的放鬆。

當然有種人,即便面對很多的選擇也能淡定從容,那他肯定就不會累。我認識一位編輯,很有才華,收入不少,還是個徹底、堅定的環保主義者。身邊的人都買車了,而且還在想著什麼時候換個更新的車款,只有他永遠是一身純棉的衣服,出去辦事永遠是騎自行車,太遠就坐公車。他的這個習慣,從來沒因為身

邊其他人的變化而改變過，也因此他的需求也就相對較低，因為沒必要為換車存錢，也就沒必要讓自己忙著去掙錢，所以他活得很自在逍遙，有一種閒雲野鶴的感覺。

欲望－實力＝上火

選擇多是造成心累的原因，但不是絕對理由，如果一個人能把握自己的欲望，不使欲望超過自己的能力，就不會為欲望所累。我在《不上火的好生活》書中提到一個概念：欲望－實力＝上火，這是中國中醫科學院陳小野教授提出來的。就是說如果欲望很多、選擇很多，多到超過你的實力，就會著急上火，就會覺得累，就會體會所願不遂的痛苦，甚至因此生病。其實，折磨你的，累到你的，就是欲望和選擇。

強調「自我」使人累

欲望、選擇之所以累人，是因為過多的欲望和選擇讓你對自己的得失看得特別重，你的累和煩惱都來自於你的自我。有兩種人是不會覺得累的：一種是修

行得道的高僧，他們可以進入忘我、無我境地，無欲無求，雖然風餐露宿，粗茶淡飯，但他們不會覺得累，甚至也很少生病。另一種是精神分裂病人或者癡呆者，他們的人格已經不存在了，他們的「自我」被疾病打碎了，他們肯定不會像平常人那樣表現出自私，因為他們承載自私的容器──我，不存在了，所以他們不會覺得累。

比方說，有的人從外地到北京來打工，想在北京留下，出於「我」的這種需要，跟誰合作或者結婚了，那麼當這個需要滿足了，目的達到了，很快就會分道揚鑣。然後他還會產生新的需要，還要使勁往自我裡裝東西，就會再去尋找新的目標。所以他的生活總是一段一段的，每段都過得不輕鬆，因為他的目標太功利，全部是為了自我，就算一個目標實現了，他也停不了，還要繼續累下去。

這樣的人處事，我們叫「用人朝前，不用人朝後」，他對你好的時候一定是有事要求你。時間久了之後，人們就會發現這是一個勢利小人、功利者。對他來說沒有真正的朋友，只有有用的人和沒用的人，他遲早

會感到孤獨、絕望、心力交瘁。最高境界的愛是「奉獻之愛」，奉獻的時候是忘我的，所謂「予人玫瑰，手留餘香」就是這意思。在幫助人的時候其實是很輕鬆的，因為此時忘掉了自己的不舒服、不愉快，所以這種愛既是利他，更是利己。

　　最低境界的愛是「索取之愛」，因為既不利人，也不利己，是基於自我的需要：「我需要一個伴，所以找了你。」、「我需要多少錢，所以找你要。」、「我需要一套房子，所以你得買給我。」……很多這樣的夫妻，即使一時滿足了，最後也得不到幸福。當他自我滿足後，不再有新的需要時就開始折騰，更重要的是很多寄存在自我中的煩惱傷痛，也因為對自我的過度關注而被放大，所以他不可能不累。

追求完美、要面子使人累

　　一個追求完美的人買東西，可能會不辭辛勞地貨比多家，非要挑一個物美價廉的，怎麼可能不累？但是他不知道，其實時間也是金錢，走了那麼遠把時間都浪費掉了，真不如利用那段時間去創造價值，有錢

了可以買個稍微貴點，但品質更好的。

　　追求完美的人，很少有人願意和他合作，因為他的要求太苛刻，會讓別人覺得很為難。事實上這種人也在為難自己，比其他人覺得更累。還有一點是他們永不知足。永不知足這件事，只適合用在事業上，永不滿足就會永遠攀登。但是不能事事永不知足，不能找物件也這樣，人際關係也這樣，生活習慣也這樣，那樣就沒法活了。說嚴重點就屬於欲壑難填，實現一個目標之後最多高興三天，之後又不滿足，這種人很難快樂，肯定先是累，然後是抑鬱。

　　心理學家研究發現，完美主義者潛意識裡其實是心裡不自信，自卑。自卑了才用過分的完美彌補和掩蓋，好讓自己顯得沒有毛病，心裡舒服一點。其實，真正自信的人是灑脫的，什麼都行、大大咧咧。很多真能做到難得糊塗、吃虧是福的人，內心是十分強大的，是真正有內涵、有胸懷和自信的。比如一個人特別在意外表，我老開玩笑說這樣的人是屬於外貌委員會的。過分在乎外表，他的內心肯定不夠豐富，自己的情緒、注意力無所寄託，所以才和容貌、體型較勁

兒；心太貧乏了。

　　還有一種人是特別要面子的人，從心理學上說，就是把情緒寄託在面子這一件事情上，是情緒的奴隸，也是面子的奴隸，這樣也會非常累。經濟學上有個投資經驗是：「別把所有的雞蛋都放在一個籃子裡。」就是說別把你的所有本錢孤注一擲投到一樁買賣上，要分散開來，規避風險，情緒也一樣。韓國前總統盧武鉉之所以自殺，和他把名譽看得太重有關，他在某種程度上是面子的奴隸，這是韓國人的特點。韓國人非常要面子，所以韓國的化妝乃至整容非常發達，就是為了讓人們維護面子。走在韓國街上，會看到即使是出來買菜的家庭主婦，也是穿著講究，化妝精緻，絕對不能被外人看低。

　　盧武鉉的親信家眷貪汙的事情使他蒙羞，他一直以來在公眾心中的形象受到了破壞，他寄託自己全部情緒的面子被破壞了，這個心中唯一的支撐沒了，也就再沒有活下去的勇氣。但是你看陳水扁，肯定是可以把面子、聲譽都拋開的人，雖然他的洗錢案越查越清，但他絕對不會自殺，總會死皮賴臉地活下去。從

某方面來說，心理上沒能走出陰影的盧武鉉，選擇以自殺這種極端的方式以示自潔，他的人品倒是可敬的。

過分投入感情使人累

有一句名言：如果你不去掌握命運，命運就會被別人掌握。放在這裡也很準確：如果你不掌握感情，感情就會被別人掌握。很多人很難走出失戀的陰影，因為對感情過於投入了，很難抽身自拔。這不是說我們不應該對感情專注，而是說一個人在愛的時候、寄託感情的時候，要保持獨立清醒，不要成為一個感情的奴隸，這一點很多女孩子做不到，所以在愛情上受傷害就很深。平時她們在工作、生活中可以很獨立，但一遇到感情就投降了。

法國 20 世紀的名哲學家沙特說過一句話：「我愛你與你無關。」我覺得很有借鑑意義：

「我愛你與你無關。」

意思是我愛你，與你愛不愛我無關。是愛一個人的時候要有愛的能力，能欣賞對方，但不依附於對方。跟你在一起的時候很高興，如果你不愛我了，我也不會尋死覓活，我會尊重你，以愛的眼光注視你。

我有個朋友，一直對過去的一個同學單相思，暗戀那個同學，但是她始終也沒向對方表達過什麼，只在有一年那個男人過生日的時候，匿名寄去過一本褚威格的《一個陌生女子的來信》。那本書就是寫一名 13 歲的少女，不可救藥地愛上了住在隔壁的一位風流倜儻的小說家，這位少女懷著宗教般的虔誠委身於這位小說家，並且有了孩子，但她卻沒有告訴他自己的愛。他們的孩子後來夭折了，她在自己臨終前才寫了一封信，把自己的感情告訴他……少女知道自己不過是小說家一夜風流的女伴，但是這都不妨礙她愛他，因為那是她自己的事，與對方會不會愛自己無關。

有個同事，把自己全部的感情寄託在兒子身上，

她真是很愛兒子，她自己是大學畢業，但因為兒子幾乎變成了家庭主婦。兒子被慣得厲害，後來上了大學，反倒最看不起愛他最深的媽媽，覺得媽媽沒出息，就只會張羅家裡的事，和社會脫軌了，沒法交流……事實上，沒有什麼東西能等同於你自己的孩子，即使真是自己的孩子，你對他的愛也是為了讓他離開自己能獨立生活，培養孩子不是為了養兒防老，拴在家裡陪你。真正有出息的孩子反而可能是離你最遠的，出國留學，或者在外地的哪個企業擔當重任，根本沒時間陪在你身邊。

拿得起、放不下使人累

著名心理學者楊霞在解釋「心累的心理依據」時，講了一個故事。上帝對三個年輕人說：「你們每個人到樹林裡採一朵花，但必須是最美麗的花朵。」於是三個年輕人各自選了自認為是最美麗的花朵，但是拿到上帝面前時，花都枯萎了。上帝說：「生活就是這樣，要隨走隨欣賞，你不要占有，你曾經欣賞過就可以了，而不是要把它死攢著。」

　　我有一個朋友就是這樣的，他在電視台工作，很辛苦地做了一個節目，傾注了大量的心血，做得很出色。但做到第 5 年時，這個節目無端地被領導拿走，交給了另一個人負責。他特別難受，感覺像是自己的孩子被抱走了，情緒很低沉。其實這樣的事情在現實生活中比比皆是，在任何一個單位都沒有絕對的公平可言，領導也不都是因為德才兼備才成為領導，他們的決定不一定代表真理，更不可能全部正確。所以遇到工作上的挫折，只能儘量去適應。首先要具備拿得起，放得下的心理，要有自救的本事。

　　節目也一樣，做出來是為了給觀眾看的，而不是為了證明你幹過這件事、幹得很好、要等待喝采，那不對。如果非說節目被領導拿走了，認為自己是被否定了，那當然會痛苦。但也不妨這樣想：第一，你是用別人的錯誤在懲罰自己；第二，是你滿足現狀，不想再折騰了，所以才那麼在意這個節目，如果你自己一直在成長，一直有新東西，即使領導不拿走你這個節目，可能自己都主動張羅著去找新事情做了，那個曾經視為孩子的節目已經拴不住你了。

　　一個成熟的人就像棵大樹，應該有非常茂盛的樹葉，砍掉一些樹枝也能活。所以在金融危機時，依然走俏的人是複合型人才，比如醫生，今天可能寫書做科普，沒機會做科普了，人家還可以看病、做手術；不做手術了，還有課題研究，還可以講課；萬一這些都不讓他幹的話，他還可以開一間診所，因為他是一個複合型人才。如果你幹了這麼多年，別人一把你做的事情拿走，你就不能活命了，說明你這個人還不夠成熟，枝葉還不夠繁茂，之前你的成功只是偶然、僥倖。

　　我就對這個朋友說：「你不過是改變了一下習慣多年的工作節奏和方式，完全可以憑藉你自己的能力，再設計創立一個節目，同樣可以體現你的價值和能力。」我的這個朋友一直習慣於被領導誇獎，這也使他身不由己地走進了只能成功不能失敗。這看似很能激勵人，其實是惡性循環，會在這個慣性中越來越累，把自己鎖死。在那種情況下養成了爭強好勝的心理，總認為自己永遠都應該獨占鰲頭，很多努力的人目標就是獨占鰲頭。但是要想獨占鰲頭就需要樣樣當第一，這首

先使他們比那些甘於平凡的人累，而且當他不能當第一，不能控制他喜歡的東西時，他就很痛苦，比那些甘於平凡的人肯定要痛苦得多。

這個時候你就要想想：我是不是一個只能享受占有的人？如果你特別看重佔有，包括對榮譽、讚美的占有，自我也會被強化，就很難不痛苦、不累。這個時候，不如試著將占有改成奉獻，比如這樣想，節目做出來是和觀眾、朋友分享的，很多人看了你的節目受益匪淺……這樣想過之後，便可以再接著做別的事情了，而且在做新事情時，會逐漸發現自己其他的潛能。若干時間後再回頭看，會有點不好意思地發現，當初居然為那個節目滿足過。

抑鬱症患者是活得最累的人

抑鬱症患者的累事出有因，因為他們身體裡的血清素減少了，這使他們身心處於一種消極、沮喪的狀態中，不是真的沒力氣，而是真的不想動，是萬念俱灰，是哀莫大於心死⋯⋯在這種狀況下活著，自然是活得最累的人。

抑鬱症患者的另一種累，是因為他們要強作歡顏。心情再沮喪，當著同事、家人的面也會面帶微笑。所以很多得了抑鬱症的人最後突然自殺，之前沒什麼徵兆，不是沒病，是在裝沒病，他們選擇自殺，是因為實在累得不想再堅持。

抑鬱症的疲勞是不想動

抑鬱症的發生原因很複雜，目前也沒一定之說，

但可以確定的是，之所以產生抑鬱，就是病人的大腦中血清素減少了，這是一種神經遞質，現在發現它的減少和很多精神疾病，甚至偏頭痛，都有關係。有一種來源於情緒的疲勞，不是疲勞、而是不願意動，人變得很懶怠。更嚴重點說，這種人對所有的事情都失去了興趣、萬念俱灰，包括對過去非常感興趣的事情，現在也提不起精神了，這樣的疲勞就要想到可能是心理問題，甚至很可能是抑鬱症。

抑鬱症一般是很隱匿的

比較麻煩的是，抑鬱症不像其他身體的疾病，哪兒長了東西或者哪兒有炎症，表現得比較直接。抑鬱症一般是很隱匿的。抑鬱症病人常常主動地掩飾，他們的心情再沮喪，當著同事、家人的面也會面帶微笑，實際上心裡是非常痛苦的，只是不暴露出來。很多得抑鬱症的人最後突然自殺，之前沒人發現他有什麼徵兆，這都是他自己掩飾的結果，這在修養較高的人身上更容易出現。比如香港影星張國榮，雖然大家都知道他有抑鬱症，但在他自殺前，也同樣是沒有任何徵

兆，他原本是和朋友約好了打球的，他的朋友還在如約等他，他卻縱身從高樓上跳了下去……

　　另一個問題是，抑鬱症本身的症狀也是隱匿的，很多人表現出來的不是情緒的變化，而是身體不舒服，其中就包括疲勞。和疲勞一起出現的症狀，主要集中在心悸、胸悶、胃腸不適、便秘、食慾下降和體重減輕。有的人是心臟不舒服、心慌胸悶，可能曾經被懷疑過是心絞痛或竇性心律不整，但是最終沒能定論。有的人覺得胃不舒服，吃不下東西，怕長腫瘤，於是做了胃鏡，也沒發現任何異常。要麼就是忽冷忽熱，身體也是一會兒這兒疼，一會兒那兒疼，不舒服的地方是遊走性的，沒有固定處不舒服，也不是更年期……這些人一般首先會去醫院的內科看診，反覆檢查都沒問題後，才發現是抑鬱，該去看精神科。

　　這種疲勞、不舒服肯定和情緒的低落、悲觀糾纏在一起。抑鬱症病人總是很沮喪，造成這種沮喪的原因，一是真的有事情值得沮喪或者抑鬱，比如家人去世、失業、股票賠了，這在醫學上被稱為「外源性抑鬱」；一個刺激襲來之後，有的人會馬上發生抑鬱情

緒，有的人一個月以後才反映出來。如果這個人的同事、朋友比較多，有人可以傾吐，有很多宣洩的管道，可以及時地把自己內心的情緒發洩出來，這樣的人會很快地度過這個階段，一般不會超過兩個星期，也就不會真正得抑鬱症，只是一過渡性的抑鬱情緒而已。

　　很多人覺得遇到悲傷的事，儘量把自己的情緒、注意力轉移到別處，趕快找點自己能做的事情去做，岔開它。其實這個辦法是精神科、心理科醫生很不主張的，因為這只是迴避，事情並沒有真正解決，等事情做完了，可能又陷入抑鬱了。真正的解決辦法是正視這件讓你悲傷的事，迎刃而解，才能徹底消除心裡的糾結。

　　比如另一半去世，很多人會暫時搬到別的地方住一陣，或者把家裡的布置換一換，但你總會流連你和他共同有過的家吧？就算家中的格局換了，但他生前的很多痕跡還是隨時會出現，你不可能不去想，也就

會不住地抑鬱。這個時候,最好的辦法是去面對。你可以這樣去想:他已經把他的 DNA、他的基因遺傳給你們的孩子,他的生命會在兒子、孫子身上延續,只要他的後代健康,他就沒有真的離開……如果能這樣想的話,你會逐漸把你的注意力、感情轉移到孩子的身上去……這其實是一種參透生死的辦法。

無端抑鬱

還有一種人的抑鬱和外因沒關係;並沒有什麼不幸的事情發生,人就無端地抑鬱了,這叫作「內源性抑鬱」,這種抑鬱多少是有先天的問題,遺傳成分比較明顯,生就如此,這是抑鬱症最常見的類型,更要當作病來治。

這種人可能成天無所事事,但並不比真正操勞的人輕鬆,首先他們的情緒總是極度低落,甚至覺得生不如死,很難找到什麼事情能讓他們高興。有的抑鬱病人,一天到晚都盯著樓下的地面看,很嚮往那種縱身一躍的感覺,因為他已經活到難受得生不如死的程度了,而且覺得再活一天對家人都是拖累,有強烈的

自責、內疚、無用感，也會用很消極的態度來看待自己的過去、現在和未來。

在情緒改變的同時，他們的思維也好像改變了，自己都覺得腦子遲鈍，即便過去是個很愛說話的人，現在也可能突然變得話聲低微、緩慢，或者很少說話。與此同時疲勞感會很明顯，但這種疲勞不是被什麼工作累倒了，而是平白無故地就感到精力不足、疲乏無力。雖然也做一些日常活動，比如做飯洗碗，但是非常機械、被動，強打精神，能不做就不做，能不見人就不見人，只想自己獨處。嚴重的時候，這個人可以不說、不動、拒絕進食，進入一種木僵狀態。

這種情況，就要認真地當病去治了，特別是當中藥或心理疏導無效時，一定要求助於專門的抗抑鬱藥，迅速增加大腦中的血清素，防止抑鬱症引起的不測。

抑鬱症病人很多都會失眠，所以很多單純失眠的人擔心自己會變成抑鬱症，其實這之間沒有轉化的關係，

由於失眠造成的情緒抑鬱，可以隨著失眠的好轉而很快消失。

　　抑鬱症患者或有抑鬱傾向之人的失眠，有其自身的特點，就是早醒。好不容易睡著了，但凌晨三四點就醒了。即便沒有早醒，清晨一起來的時候就開始覺得累，其實那會兒還什麼也沒做呢！但是真到工作場所，一忙起來疲勞感反倒會輕一點兒，這也是抑鬱症的一個特點。

　　睡眠差，自然影響食慾，吃東西少，隨之而來的就是消瘦、虛弱，這種虛弱又反過來加重了疲勞，進入一個惡性循環，最後自己都說不清哪個是因，哪個是果。要打斷這個惡性循環，首先要解決抑鬱，而不是常規意義上的抗疲勞。嚴重的抑鬱症一定要吃抗抑鬱的藥，稍微輕一點的或者只是有抑鬱情緒，可以做心理疏導，同時配合中藥治療。

　　金元時期的名醫朱丹溪，曾經治療過很多因為婚姻不幸而情緒抑鬱、向隅而泣的女性，症狀基本相當於現代的抑鬱症，他還創制了一個方子叫「越鞠丸」，

這個藥現在還在用，變方為越鞠保和丸了，增加了幫助消化的藥物，因為抑鬱肯定會影響到消化的。在越鞠丸的方子下，朱丹溪記載了他治療的 4 個病例，全是女性，她們的抑鬱問題全和感情有關係。其中一個是許婚後夫經商兩年都不歸的女子，因而不食，困臥如癡，無他病，多向床裡坐……這個描述極具畫面感，塑造了一個自閉、抑鬱的怨婦形象。朱的診斷是「過思則脾氣結而不食」。怎麼把脾氣的結打開呢？朱丹溪想出了辦法，決定「以怒氣衝之」。

中醫將喜、怒、思、憂、恐五種情緒叫作「五志」，分別歸屬於心、肝、脾、肺、腎五臟。怒是屬於肝的；思，也就是鬱悶，是屬於脾的。肝木能克制脾土，發怒的時候，肝的火氣驟然升發，一下子就衝開了鬱結的脾氣。於是朱丹溪親自出馬，對那怨婦惡語相加，怨婦果然被氣哭了，朱丹溪硬是讓她哭了兩個時辰，才讓父母去安慰，結果只吃了一副藥就有了胃口。

這種情緒治病的辦法我們現在也用，一個是讓人盡情宣洩，給鬱悶一個出口，而且在惡語之中也不乏怒其不爭的責備，自然會指點出新的希望，鬱悶的心

緒因此而解。配上越鞠保和丸或者加味逍遙丸效果會更好，心理、生理都兼顧到了。

　　經常有報導說，適當吃一些甜食，比如黑巧克力，可以調節情緒，解除抑鬱。這在醫理上沒有確實根據，更多的意義是心理作用。吃了巧克力之後，人會給自己一個暗示：「我吃了可以使我快樂起來的東西，肯定情緒會好起來了！」這種暗示本身比巧克力更起作用，因為任何藥物都有 30% 的暗示效果，只要相信了這個藥物、食物，30% 的作用就已經拿到了。當然這種療法只適合抑鬱情緒的人，真的是抑鬱症的話，靠食物是不可能治癒的。

抑鬱情緒不是抑鬱症

　　調查顯示：美國現有 7% 的人在服用抗抑鬱的藥，我們對抑鬱症的重視也成為新的健康焦點，每年的精神健康日，抑鬱問題都得到社會的高度關注。但專家逐漸發現，很多抑鬱治療，是誤把正常的悲傷當成抑鬱症了！至少沒有遵從抑鬱症是「抑鬱情緒持續 14 天不能恢復」的鐵律。

　　紐約大學一位精神病診斷專家寫過一本《失去的悲哀：精神病學如何把正常的憂傷變成抑鬱》，他說現在流行一種「合法毒品文化」，這種文化普遍把情緒低落視為一種病。而這位教授堅定地認為：「感覺悲傷的能力是一種進化選擇的特性，對痛苦的反應，是人類生物遺傳的一部分，是人類情感越來越高級的結果。」

　　他的證據是：靈長類動物與性夥伴或同伴分離時產生的生理反應與悲傷有關，人類嬰兒會表達絕望以贏得別人的同情，越是高等的動物越有悲傷的需求和能力。即便是人類本身，也是經濟條件好的地方，感受悲傷和抑鬱的機會更多，生活在貧瘠的地方，溫飽還沒解決呢，和基礎生存相比，感情的需求肯定排在其後。林黛玉抑鬱就在情理之中，而被使喚幹活的丫鬟就很難抑鬱，她們的基礎生存還沒獲得保障呢，即便有也是少數的，是屬於那種「小姐身子丫鬟命」了。

　　事實表明悲哀、抑鬱是遺傳的、有用的，幫助人類從群體中獲得支持，保護人類不受侵犯。這對人類頭腦來說是一種殘酷而有意義的方式，讓人類在遭受精神痛苦的同時，能做出更好的生存選擇。從這個角

度上看，對抑鬱治療的泛化、擴大化，是一種以醫學名義進行的愚民，醫學和掌握醫學的醫生正善意而狹隘地，糾正乃至磨滅著人類好不容易才進化出來的、相對複雜的情感形式。

促使人產生抑鬱的因素很多，一點也不抑鬱的人也不正常，就是俗話說的沒心沒肺了。但能從有抑鬱情緒發展成抑鬱症的也是少數，通過心理的緩解或者藥物治療，可以在兩周內解決問題的，一般就不能算是抑鬱症。還有一些人的抑鬱是由於吃藥引起的。

我有個五十多歲的親戚，有一陣子突然覺得抑鬱，家裡平安無事的他卻越來越沮喪，兒子就帶他去醫院檢查，醫生一問就給否定了，不是抑鬱症，只是抑鬱情緒，而他的抑鬱情緒是因為吃藥引起的。他有高血壓，一直吃降血壓藥，裡面含有的成分是可以耗竭體內的血清素，就是它引起了抑鬱。所以如果是個慢性病人，長期吃某種藥物，一定要仔細看一下藥品說明書，抑鬱這樣的副作用，說明書上一般都有明示。

遇到災難後，會不會因為產生抑鬱情緒，使抑鬱傾向發展為抑鬱症，和這個人的心理儲備有很大關係；

所謂心理儲備，就是之前經歷過的事情、生活經驗和閱歷。見多識廣的人肯定心理儲備要多一些，應對災難的能力也會強一些。而對於一直在順境中的人來說，心理儲備一般比較差，也就相對脆弱，會因為打擊而一蹶不振。這類的人，在未來會越來越多，不能直接通過經驗增加自己的心理儲備，只能靠間接經驗，將別人的經驗借鑑過來增加自己的心理耐受力，同樣可以幫助自己在遇到災難時消除抑鬱。

　　衡量自己是不是真得了抑鬱症，是不是弄假成真了，可以根據下面的標準來判斷。抑鬱症患者至少有下述症狀中的 4 項，而且持續兩周不見緩解。

　　1、對日常活動喪失興趣，無愉快感。

　　2、精力明顯減退，持續有疲乏感。

　　3、精神性運動遲滯或激越。

　　4、自我評價過低，自責，有內疚感。

　　5、聯想困難，思考能力下降。

6、反覆想死，有自殺行為。

7、失眠或早醒或睡眠過多。

8、食慾不振或體重減輕。

此處要鄭重說明，如果確診為抑鬱症一定要去看醫生，如果只是輕微抑鬱，也是需要一些中醫治療的。

第六章

十二時辰元氣養生法

在中國傳統計時方式中，有十二個時辰：子、丑、寅、卯、辰、巳、午、未、申、酉、戌、亥。一個時辰是兩個小時，每個時辰對應一個臟腑。在對應的時辰中，這個臟腑的機能是最旺盛的時候，是它最有用武之地的時候。如果違反這個規律，就會在無形中傷害這個主時的臟腑，很多找不到原因的虛弱、疲勞，可能就是由此而來的。

值夜班值出了脂肪肝

　　陽氣是生命的功能和能量，是生命之本，所謂「陽強則壽，陽衰則夭」。如果你在子時熬夜，就會將剛剛生發的陽氣消耗掉，這就是對人體的耗竭。所以中醫強調睡「子午覺」，因為子時正是人體最重要的修復時期。

子時：23:00-1:00 膽經當令

　　中醫認為：夜半為陽衰。這裡的夜半就是指子時，也就是指晚上 23:00 至凌晨 1:00，即所謂的深更半夜，是一天中陰氣最重、陽氣最弱的時刻。之後陰氣逐漸衰弱，陽氣逐漸增長。如果拿年來做比喻，子時就相當於一年中的冬至。冬至是一年之中屬於陽的白天最短，屬於陰的黑夜最長的一天。動物從那時候開始冬

眠，就是通過減少運動，甚至是徹底的睡眠來養護和
節約已經不充盛的陽氣。

　　我們單位有很多人是要上夜班的，一直上到第二
天凌晨 2 點多才結束，而且一上就是幾年，他們本身
雖然已經習慣了這種日夜顛倒的生活，自己也沒感到
什麼不舒服，但是後來我們去體檢，發現他們大多數
人都有脂肪肝，有的人其實看著一點也不胖。一開始，
大家還懷疑體檢的準確性，後來和其他媒體的人一交
流才發現，其他報社上夜班的人，很多也有脂肪肝或
膽結石。

　　胖人有脂肪肝的道理很容易想清楚，因為肥胖使
他們體內的脂肪超常，脂肪沉積在肝臟上，就成了脂
肪肝。但是，不胖的人為什麼也有脂肪肝？這就更說
明是他們的脂肪代謝出現了障礙，連並不太多的脂肪
都處理不好。

　　這種人可能是中段粗，四肢不胖，肉全長在肚子
上，是梨形體型，或者乾脆是隱性肥胖。造成這個結
果的原因，和他們在膽經循行時沒認真休息有很大關
係。他們並不一定都有吃消夜的習慣，但血脂還是出

了問題，這就再次證實了不完全是攝取過多的問題，而是代謝不好的問題。因為和膽經值班時間接近的是肝經，中醫裡的肝膽都參與消化系統功能，把它們的工作時間打亂了，脂肪肝、膽結石就是後果之一。瞭解了這個特點，加夜班時如果一定要吃宵夜，就一定要是低糖低脂，好消化的，而且儘量不多吃，儘量減少消化道的負擔。要知道這是在膽經該休息的時候，把人家叫起來加班的。

丑時 1:00-3:00 不睡最傷身

如果在最容易睡得香的夜裡 1-3 點，也就是肝經值班的時候熬夜或者失眠，無論是中醫講的血，還是西醫講的蛋白質合成，都要受影響。很多人有經驗，在這個時段被叫醒，或者熬夜熬到這會兒，是最難受的，第二天的反應也是最大的，因為確實傷身了。

丑時氣血流注肝經，肝的更大功能是主藏血。中醫認為臥則血歸於肝，人體在丑時應進入深度睡眠中，為的是利於肝的充分休息、肝血的生成和代謝。在一夜之間丑時人最容易睡得沉。1976 年的唐山大地震就

發生在是這個時間，很多人沒能逃出來，就是因為睡得太沉，反應鈍了。

　　肝會在睡得最沉的時段裡值班，是因為肝在五臟中和血的關係最密切，也因此是五臟中最需要護養和休息的臟器。西醫在治療慢性病，如結核、腎炎時，一定會囑咐你吃好消化、有營養的食物，經常散散步。唯獨肝病，特別是到了肝硬化比較嚴重程度時，醫生會讓病人少走路、多平臥，而且平臥的時候最好把腳抬高，用枕頭把腳墊高 30 公分，為的是使血液回流到肝裡。可見西醫也是很講究養肝的。失眠的人早上醒來眼睛會覺得累，即便沒睡著覺但總是閉了一夜眼。為什麼閉了一夜之後眼睛仍舊會疼、會痠、會發緊？中醫講目得血能視，在肝經值班的時候沒得到最好的休息，肝血失去了一個休養的機會，會影響到血的豐沛和充盈，眼睛沒有血的足夠供養，自然會不舒服。

　　人體的蛋白合成要在慢波睡眠時才能充分進行，就是深睡眠。在深眠時人是不做夢的，也不容易被吵醒，如果在這個時候醒來，也不會知道自己做了夢，

不會有不解乏的感覺。只有你睡得深，睡得解乏的時候，才能促進身體的蛋白質合成。只有蛋白質合成充足了，肌肉、骨頭才有力量，這種覺才能睡得解除疲勞。

早上大便好習慣
清晨即瀉有問題

　　即使在炎熱的夏天，講究養生的人，也會在凌晨 3 點左右關掉空調，因為再熱的天，這個時候也會相對涼下來的，如果還開著空調，是很容易使肺氣受寒而生病的；一些原來就有咳嗽、哮喘的人，也容易在這個時候發作。

寅時：3:00-5:00 肺經最旺

　　清晨是肺經的值班期，這段時間早就被需要入靜的人們充分利用，他們一般都會選擇在這個時候打坐，或者在一個安靜的地方入靜冥想，因為入靜是要身、心、息三調的，其中調整呼吸是入靜很重要的方式，所以他們會選擇肺經氣血最旺盛的這個時間。

　　老年人睡眠少，在這個時候往往已經醒來了，這

時不要忙著起床，更不要出去，因為此時陽氣還不充足，這個時候出去鍛鍊，是最容易感冒的。中醫講肺為嬌臟，意思是肺是最嬌氣、最容易受到外邪侵襲的臟腑。在清晨這個時候，肺氣更虛，如果這個時候出去，有冷風從後背吹來的話，最容易傷陽氣。

卯時：5:00-7:00 大腸經上崗

卯時便輪到大腸經上崗，為了配合大腸經的工作，此時最好能方便一次，排出宿便，減少毒素吸收。為了建立這個良好的習慣，每天起床後最好喝一杯溫開水，睡了一夜，血液相對黏稠了，老年人容易發生血栓，這時候喝水有稀釋血液的作用，同時也沖洗了一次腸胃，能促進排便。

排便的快慢能說明一個人的身體狀態，身體好的人，脾胃氣不虛的人，一般排便很快，比如孩子，因為他們陽氣壯，推動有力。人老了排便都困難，而且會便

秘，排便很費力，因為體質虛了。

但是，如果總是在清晨一醒了就要去瀉肚，雖然排便的速度很快，但也是有問題的。因為這屬於中醫病的一種：五更瀉，也叫雞鳴瀉。雞叫的時候就瀉，是腎陽不足、命門火衰的問題。

世界衛生組織在定義什麼是健康時說了三條：「走得快，說得快，拉得快。」具備這三條特點的人就是健康的人。能痛快地解大便，至少說明胃氣不虛，中氣很足，應該盡可能地把習慣調整成早上大便。

以前我在醫院實習的時候，遇到一個病人，不像個安分的人，年紀沒多大，看著也挺壯實的，但就是五更瀉。早上就被肚子疼醒了，非瀉不行，總是吃一段中藥之後好一點，過一段時間又犯了，再來看病。我記得帶我們的老師總是隱晦地提醒他注意生活起居，現在想來就是節制性慾的意思，因為性生活過度是會影響腎陽的。這個人是典型的腎虛及脾，因為腎陽虛，火力不足了，連累到了脾的運化能力。所以這種一醒就瀉的人，瀉出來的經常是沒消化的、形狀還完整的，

中醫用「完穀不化」來形容。我記得那個病人的眼圈很黑，有很大的眼袋，老師說那也是腎虛的表現。

　　五更瀉如果發生在老年人身上，就屬於自然衰老了，人老了肯定會腎陽不足。而黎明之前，又是陰氣盛、陽氣未復的時間，所以這就是陽氣虛、胃關不固的結果。這種情況下除了瀉肚，還會有腰膝痠冷、脘腹畏寒、四肢不溫、小便清長的毛病，這時候可以用藥酒來溫煦。比如可以用補腎藥補骨脂 60 克，浸泡在 500 毫升的白酒中，一周以後就可以喝了，每晚飲一小盅即可。

　　還可以喝一種「薑醋茶」，經常飲用有止瀉效果。因為薑是溫的，而醋是痠的，在中醫裡，痠味的東西都有收斂的作用。

養生方　薑醋茶

材料：生薑 1 塊，米醋適量。
做法：將生薑洗淨切成薄片，用米醋浸醃 24
　　　小時即可。

使用時，每次用 3 片浸過的生薑，加適量紅糖，以沸水沖泡代茶。

或者每天晚上，將生薑搗碎，敷在肚臍上，再把熱水袋敷在上面，通過熱力將生薑的溫熱性質滲透進去。肚臍是靜脈血液最豐富的部位，而且肚臍部位的皮膚很薄，對於胃腸不好、下焦虛寒、一遇寒就肚子疼腹瀉的人，通過用有辛散穿透作用的藥物，比如生薑、肉桂末敷臍，能取得非常好的效果。

不吃早餐，胃火就要鬧事

　　脾胃經值班時，人體內的陽氣都已經完全生發起來，等於有了充足的運作工具。人體就需要抓住這個時機，補充一些食物，因為有陽可以化陰了。食物相對功能來說，就是屬陰的，此時吃早餐，就像春雨滋潤萬物一樣，最能有效利用。

辰時：7:00-9:00 胃經值班

　　辰時又被古人視為「食時」、「朝食」，就是吃早飯的時候。《管子》裡說：「至於食時，先生將食。」意思是說經過一夜的消耗，食時這個時間，就該吃東西補充能量了，也給蓄勢待發的胃氣用武之地，否則它就要鬧事，比如會有口臭，非常影響社交形象。

　　此時陽氣最盛，脾胃的運化功能也最強，就算攝

取的熱量再多，我們的身體也能把它們消滅乾淨，所以也不用擔心自己會長胖。因此即便是減肥的人，早餐也可以不那麼節制，反而是要通過它，保證一天的營養供給。

如果你不吃早餐，到了胃該值班時卻無事可做，就會過多地分泌胃痠，長此以往，胃病就會找上門來了。膽結石也是結果之一，因為膽汁在睡眠的一夜中，一直沒有食物的進入，它利用一夜的時間在濃鍊，把膽汁熬得黏稠了，就給膽結石造成了形成的機會。如果早晨還不吃東西，膽汁仍舊沒有動用，鍊液成石的時間就延長了，膽結石的發生率就會再度增加。

我的單位在北京高級辦公大樓的三樓，裡面有很多外企白領，早上上班的時候經常在電梯裡遇到她們，她們總是用新款的香水，化很精緻的妝，還會禮貌地用英文問早安，但問題隨之而來。一張嘴，馬上聞到了劇烈的口臭！那種味道足以使女人的形象一掃而光。每當這個時候，我往往都要下意識地猜測一下：第一，她可能沒結婚，至少沒有同居男友，所以沒有近距離接觸的人，可以提醒她的口臭隱私；第二，她

肯定沒吃早餐。

現在有人研究發現，蛋白質吃得多，醣類、澱粉類吃得少的人，體內的脂肪瘦分解代謝明顯增強，血液中就會產生一種瘦性較強的物質，酮體。肝硬化末期的病人，呼吸時會有一種「爛蘋果」的怪氣味，就是這種酮體過多，引起酮中毒了。這種情況也可伴隨著饑餓產生，因為饑餓時脂肪瘦分解代謝是增強的，通常發生在早晨，尤其是不吃早餐的人，胃氣充足卻沒有用武之地。氣有餘便是火，在消化食物時沒被用到的胃氣就會富餘成火，呼出的很難聞的氣味，就是胃火亢盛的現象。只有按時吃早餐，才可以挫敗可能熾熱的胃火在先，補充必需的營養在後。所以早上的妝可以不化，但早餐不能不吃，它的意義已經不只在健康方面了，還會影響社交。

巳時：9:00-11:00 脾經當班

巳時，該輪到脾經值班了。辰時是胃經值班，這個時候應該吃早飯，而食物在經過胃的消化之後，還要運輸到全身各處以供養身體，這時脾就擔起運輸的

工作。

中醫認為，脾胃不分家，脾與胃，一陰一陽，互為表裡。《黃帝內經》中的《素問·靈蘭秘典論》說：「脾胃者，倉廩之官，五味出焉。」這裡將脾胃的功能比作倉廩，即可以攝取食物，並輸出各種物質以供養全身；脾胃因此又稱後天之本。所以想要健康，首先要做的就是養好脾胃。想要養脾，鍛鍊是必不可少的。因為脾主肌肉，通過鍛鍊肌肉，便可達到強壯脾胃的效果。

切記，鍛鍊時間不宜過早，也不宜過晚，在上午9：00-11：00脾經當令時進行鍛鍊，效果自然是最好的。

中午過後的養生之道

　　午時又稱日中、日正、中午。午時可以說是一天當中最重要的一個時辰，這時段我們要進行兩項最重要的生命活動，那就是吃午飯和睡午覺，特別是睡午覺，現在總是被人忽視。

午時心經值守，最好閉目養神半小時

　　在心經值守的時候，要睡一會兒，睡不著的最好也閉目養神半小時，至少不要午休時就去打牌、逛街，或者玩線上遊戲……那樣的話心思還是在動。中午心經值守的時候，就應該讓心靜下來，俗話說心靜自然涼，涼的時候才是無火的狀態，才不會給疾病留下可乘之機。

　　其實中午如果能閉目養神哪怕一刻鐘，對身體都

有很好的恢復作用，平時上班工作其實是很容易上火的。上火，有吃東西吃出來的食火、胃火，但更多的是我們不注意、沒察覺時就有的火，就是心火，和思慮過度有關。因為人比動物多了情感、思維，所以任何精神的壓力、衝擊都可以形成刺激，使人上心火。

看看「病」字的結構就知道，「疒」的下面是個「丙」，在天干中，丙和「心」和「火」是對應的，說明從古代起，人們就意識到了勞心是容易生病的事，所以養心一直是中醫養生保健的總則。如果你已經忙到極點，多日沒休息，而且感到工作壓力快要承受不住了，有心力交瘁的感覺，不妨看看自己的舌尖，如果非常紅，就要特別小心了。因為舌尖是心主管的部位，舌尖紅、且有舌質裂細紋、或者有口瘡就長在舌尖上，這時加班加點的工作一定要停，否則心火就要釀成大禍。

我見過因為工作壓力大而崩潰的人，突然間神志不清楚了，開始說胡話。西醫診斷一般叫作「心因性精神障礙」，就是因為心理壓力過大，導致的精神障礙，比如知名的〈范進中舉〉醫案中的范進，就是個很典型的病例，因苦讀中了舉人而樂瘋了。這種心火

熾盛引起的精神崩潰，一般是在強烈的精神刺激影響下突然發病，人毫無前兆地變得目光呆滯、表情茫然，做一些毫無目的的動作，甚至呆若木雞，對周圍發生的事情不能清晰感知，也不知道自己在什麼地方，對熟悉的人也不認識了，而且表情緊張、恐怖，動作雜亂無目的或躁動不安。

如果看他們的舌頭，舌尖肯定很紅，在中醫裡屬於「心火上擾清空」；清空就是指神志，神志被擾、意識混亂甚至喪失。這種人最適合吃的就是牛黃清心丸，能迅速使異常旺盛的心火平息下來。

下午是最容易發熱的時候

所謂「潮熱」，就是像海潮一樣的體溫升高，這種潮熱因疾病和病人體質的不同，發作的時間也不同，有的人在午後或者入夜之後開始潮熱，而且還有盜汗、五心（手心、腳心、胸口）煩熱，這種潮熱就是屬於陰虛內熱。

《傷寒論》裡的「大承氣湯」，是瀉下作用非常猛的方劑，用於熱病而又腹氣不通的大便燥結，方子裡

面用了瀉下作用很強的藥物，比如大黃、芒硝之類的，治療的症狀之一是日晡潮熱，日晡的時間就是申時，在這個時候體溫會升高。

還有一種人的潮熱也會在午後加重，但體溫不高，總在 37℃ -38℃徘徊，頭重、胸悶、胃口很差，甚至總覺得噁心，這種情況一般會出現在夏天，特別是七八月，最潮濕的季節，中醫把這個季節叫作「長夏」。這個時候如果不慎感冒了，或者吃得不好，拉肚子了，一般都會伴隨發熱的情況，而且也比其他季節的感冒難癒，因為濕邪本身的特點就是纏綿，有濕邪的感冒也因此纏綿難癒。

中國古人的養生十分有節奏，大家熟悉的日出而作，日落而息就是其一。日落又稱「日入」，指太陽落山、夕陽西下的時候，這一時段是天色漸晚的 17:00-19:00《元史日曆志》對白天和黑夜做了規定：日出為晝，日入為夜。當時人們的休養生息就是以日出、日入，為基本的時間表。

至於養生，《莊子‧讓王》中有這樣一段話：「冬日衣皮毛，夏日衣葛；春耕種，形足以勞動；秋收斂，

身足以休食。日出而作，日入而息，逍遙於天地之間，而心意自得。」可見日落之時已經不適合劇烈的運動了，而要逐漸進入一天的收藏階段，所以現在的健身，也不提倡在晚上進行。晚飯後適合做的運動，最多是悠閒地散步，絕對不是劇烈地長跑。

　　中醫學、西醫學，乃至現代科學，有著截然不同的觀點，並不能全部地解釋中醫，人們還不能找出像十二時辰這樣的中醫特殊生命節律理論的根基，但它畢竟呵護了中國人幾千年的健康，在沒有全部理解之前，遵從這個古老的規律，確實是對健康有益的事。

十二時辰養生宜忌對照

子時 23:00-1:00，膽經

宜：睡覺，屈膝側臥。

忌：熬夜、吃宵夜。

丑時 1:00-3:00，肝經

宜：深度睡眠。

忌：熬夜、生悶氣、久視。

寅時 3:00-5:00，肺經

宜：熟睡，或引導吐納。

忌：熬夜。

卯時 5:00-7:00，大腸經

宜：起床，喝溫熱白開水，排便。

忌：飲酒。

辰時 7:00-9:00，胃經

宜：吃早餐。

忌：不吃早餐或吃生冷、不易消化的食物。

巳時 9:00-11:00，脾經

宜：適量飲水。

忌：思慮過度，久坐不動。

午時 11:00-13:00，心經

宜：吃午餐、小憩。

忌：餐後馬上運動。

未時 13:00-15:00，小腸經

宜：適量活動。

忌：午餐吃得過多。

申時 15:00-17:00，膀胱經

宜：適量飲水、活動。

忌：憋尿。

酉時 17:00-19:00，腎經

宜：適量休息。

忌：過度勞累。

戌時 19:00-21:00，心包經

宜：吃晚餐、散步。

忌：飲食油膩，生氣。

亥時 21:00-23:00，三焦經

宜：心平氣和睡。

忌：熬夜、生氣、喝提神飲料。

第七章

養生美容法

要想緩解疲勞，保持青春，沒有捷徑可走，只能通過養身心、正元氣，慢慢改變身心狀態，把易疲勞的體質改造得氣滿神足。人參大補元氣；蜂王漿既能抗疲勞又能美容；咖啡可以提神減壓；每天 10 片維生素 C 就可以預防流感……還有一些新型的美容方法，一定要根據自己的實際情況來選擇，不能盲目使用，否則會適得其反。

人參，改善疲勞大補元氣

　　說到補虛，人們首先想到的可能就是人參，感到疲勞時泡杯人參茶喝，用人參燉雞，都是最便利的補虛、抗疲勞的方式。但並不是所有的虛都是人參能解決的，必須有個前提，就是這個人的「陰」不虛。人參是從陰引陽的藥物，主要作用是把精化成氣。如果一個人雖然虛，雖然疲勞，但陰精尚且充足，只是不能化氣的時候，用點人參，馬上就能把氣引出來。

　　但如果這個人已經肝腎精虧，陰血都不足了，雖然也很疲勞、非常消瘦、眼睛異常有神、腰腿總是發痠發軟、總覺得口渴，那就屬於典型的陰虛，甚至陰虛有熱

了。這種人如果吃人參就會適得其反。

當陰已經很虛了，人參拿什麼化氣？即便是化了，
也類似於對陰竭澤而漁、揠苗助長，人參本身的熱性
也會加重虛人原來的虛熱。凡此種種就算暫時改善了
疲勞狀況，但是以耗竭陰血為代價，而這種改善往往
以一種病態的亢奮表現出來，人會覺得心裡煩熱，坐
立不安。

不是所有的疲勞都能用人參改善

《素問》裡說：「壯火之氣衰，少火之氣壯。」根
據前後文意，「壯火」是指氣味純陽、熱性很高的藥物
或食物；「少火」是指氣味溫和的藥物或食物。壯火的
熱性要大於少火，所以要消耗人體正氣，導致氣衰，
人參就屬於這種壯火之物。

現在很多人喜歡刮痧，覺得自己上火了，就用刮
痧板刮刮；但有的人怎麼刮也沒痧，有的人一刮痧就
出來了，皮膚下有大量出血點。光是這點區別，就能
看出身體的強弱，出不出痧和刮痧時用的力量沒關係，

而要看被刮者的體質。沒痧的人是因為體質弱、火力不足，氣血不能應著刮痧的力量頂出痧來。這種人，就是把皮膚刮破了，痧也未必出得順暢。你如果問他，他肯定會經常抱怨疲倦，這疲倦是真的氣血不足，所以他才連痧都頂不出來。這時就不能再用力刮了，且不應該選擇刮痧，相反地應該通過灸或者吃中藥的辦法，先把氣血補上去再刮，才能出痧。

這種情況就類似於吃人參，單吃人參不能把虛補起來，因為陰血虧了，人參所補益的氣無用武之地，這時候應該先用生地、當歸、山萸肉等類似六味地黃丸之類的藥物，對陰虛有個整體改善，才能再用人參從陰引陽，或者至少要把人參和補陰藥同用，才不至於竭澤而漁。如果只是一味用人參去補，就等於對一個體弱的人強行刮痧；這也是為什麼，很多中醫對感覺疲勞的人並不輕易給人參。上海中醫藥大學的何裕民教授就是，他覺得人參除了適合那種特別典型氣虛的人之外，其他的人用人參，就類似使用興奮劑，即便改善了疲勞狀態，也是一種虛假繁榮。在人參裡，他用得最多的是西洋參，因為它的力量沒有人參補氣

的力量那麼大，對陰精的耗散也就小。

哪種參類適合解除疲勞

中藥裡叫「參」的很多，但真正能夠很有效地改善疲勞的只有人參、西洋參、黨參、太子參，這四種參的作用也不同。

人參

人參的作用最強，但是用起來有禁忌，稍微有點熱象的都不適合，陰虛的人服用就更加危險，有進一步傷陰的可能。

很多人雖然疲勞也不能吃人參，比如舌頭伸出來，舌質是紅的、偏瘦，沒吃人參的時候就已經口乾舌燥，大便秘結了；或者本質很虛，但胃中還有實火沒清，舌苔還很厚膩；或者是陰虛有內熱。實火沒清的人要清掉內熱、濕熱之後慎重使用，陰虛內熱的人如果陰虛狀況

不改變，人參肯定吃不得。

人參裡包含紅參和生曬參，作用有區別：

● 紅參

是經過蒸製的人參，藥性偏溫，更長於大補元氣、益氣攝血，疲勞到極點而且確實屬於極度氣虛的人，適合用紅參。因為它的補氣中帶有剛健溫燥之性，適宜身體非常虛弱，脈搏微弱及出現心力衰竭、心源性休克的病人。從理論上說，這類病人冬天、夏天都可以服用人參，不過夏天用量應適當減少，可以改用生曬參，冬天再用紅參。紅參的服用方法和普通人參相同。

● 生曬參

是指一般的人參，和紅參比起來，藥性比較平和，不那麼溫燥，既可補氣，又可生津，適用於扶正祛邪、增強體質和抗病能力。人參的參鬚也是好東西，市面上的參鬚以紅參鬚為多見，性能與紅參相似，但效力較小而緩和，同時價錢也便宜，有的女性生完孩子覺得虛，喝參湯有點用力過猛，可以改喝參鬚湯，稍微補補氣。

西洋參

有熱象的人不宜用人參，這時候用西洋參較好，至少還容得邊補邊清。因為西洋參性質不那麼燥熱，能益肺陰、清虛火、生津止渴。凡是需要用人參，但體內有虛熱，受不了人參溫補者，皆可以西洋參代之。

現在的西洋參有切片，有整參，每天可以吃 10 克左右。切片參可以直接用開水沖泡，像喝茶一樣喝到水中沒有參的味道了，再把參片嚼碎吃掉。如果是整參，最好是隔水蒸：將西洋參放在小碗中，用水淹過，再將碗放在蒸鍋中，在鍋中加水，蒸至西洋參質地變軟，之後喝掉參水，再用開水再次沖泡，待水中沒有參味之後，嚼服參身。

需要注意：西洋參無論是沖泡還是蒸，放參的碗或杯最好都用蓋子蓋上，避免參的成分隨蒸汽揮發，這樣更能保存西洋參的藥效。

久病傷陰、身體羸瘦之人，可能疲勞感很明顯，病人往往急於改善，這時候用人參需要特別謹慎，西洋參就比較保險，即便在夏天也合適，因為西洋參可以氣陰雙補。

黨參

黨參的作用比人參要弱，但是因為價錢便宜，有時候可以代替人參起到補虛的作用。中醫急救病人的虛脫（休克）時，一般多用人參來煎「獨參湯」，如果一時找不到人參，也可用黨參代替。

養生方　獨參湯

材料：人參 30 克（或黨參 50-150 克）。
做法：加水約 100 克，煎約 30 分鐘。

黨參對脾、肺氣虛的效果最好，與黃耆、白朮、山藥配能補脾氣，和熟地、當歸配能補血。

太子參

作用類似黨參，或者比黨參的勁還要小一點，而且沒有黨參的燥。現在有個詞叫山寨版，就是說一個正品出來之後有人模仿。黨參就是人參的山寨版，而太子參就是西洋參的山寨版，因為太子參可以益氣生津，屬於陰陽都兼顧到了的補藥，但整體的力量又比西洋參遜色，好在價格便宜，也是有效的替代品。

養生方　太子參蓮子湯

材料：太子參 15 克，蓮子 20 克。

做法：將太子參、蓮子一同放入鍋中，加適量清水煮至蓮子肉爛熟為止。把蓮子肉和太子參吃掉，喝湯。

特別適合那些久病體弱、脾胃被傷、出現飲食減少、乏力、出汗等症狀的人使用。

　　如果是發熱疾病的恢復期，病人會出現氣陰兩傷的症狀，如口乾舌燥、煩躁、氣短乏力、疲倦不堪等。這時候可以用「太子參生地湯」。即便是熱都退了，抗生素也停了，最好還是用這方子善後，把體內的餘熱再清一清。

養生方　太子參生地湯

　　材料：太子參 15 克，生地 10 克，知母 5 克，
　　　　　麥冬 10 克，竹葉 5 克。
　　做法：以上藥材同煎，喝湯。

蜂王漿，美容與抗疲勞聖品

　　蜂王和工蜂同是由受精卵發育而來的，但從幼蟲期開始，蜂王就開始吃蜂王漿，之後就發育成了尊貴的蜂王。蜂王的壽命可達 5-6 年之久，而同日出生的工蜂卻只能活 50 天左右。蜂王在這長命的 5-6 年中，還能保證天天產卵，每天產卵的總重量幾乎等於甚至超出自己的體重，只因蜂王吃蜂王漿！就憑這一點，蜂王漿就有理由成為人們抗疲勞的選擇。

抗疲勞的最佳營養品

　　我知道不少癌症末期病人，沒有藥物可以治療，也不能動手術，怎麼辦？就開始吃蜂王漿，吃的量比較大，他們會發現體質明顯改善，壽命也比其他癌症病人延長了。要是問我，最能改善疲勞的是什麼保健

品，我肯定想都不想就推薦蜂王漿。因為我看我媽媽因為吃蜂王漿躲過了一次手術，也看著她變得能吃能睡，不再動不動就說疲勞了。

　　我媽媽當時得了心臟早搏，每天都犯，一點兒都不敢運動，吃了飯就得躺著，所以人也很虛，總覺得累。醫生對這種情況也只能緩解而不能根治，所以一直建議她去安裝個心律調節器，靠心律調節器的外援。當年安心律調節器還是個新技術，我們全家都心存疑慮，一直拖著沒裝。後來蜂王漿作為北京第一個保健品上市，有熟人推薦不如直接去吃吃鮮蜂王漿，效果很好。從那時候起，那種必須放冰箱裡保存的、像冰淇淋一樣的鮮蜂王漿就成了我媽媽每天早上起床後第一個要吃的東西。真的改善了她的體質，那個當時幾乎非做不可的手術最終也沒做，因為困擾她很多年的早搏居然逐漸消失了，她算是蜂王漿抗疲勞作用的受益者了。

　　其實看看蜜蜂王國的規則就一點不奇怪了，蜂王在這長命的 5-6 年中，天天在產卵，即便是這樣的巨大消耗，蜂王的壽命仍舊是驚人的。牠能長久地保持青

春狀態，產卵不止，這一切肯定都是蜂王漿中極豐富的營養保證，因此，合理服用蜂王漿勢必能增加人體抵抗力。

最初蜂王漿是用於在高、低溫環境下作業的特種行業工作人員，服用蜂王漿可以提高從業者抵禦惡劣環境的能力；對在放射條件下工作的人員，服用蜂王漿可以減輕放射性物質對人體的損傷；對於從事超負荷運動項目的運動員，服用蜂王漿有助於恢復體力、增強耐力，提高人體挑戰極限的能力等等。試想，連那麼惡劣的情況都能抵抗，改善疲勞狀態就蜂王漿效能而言，自然似小菜一碟。

常吃蜂王漿的人都知道什麼時候最適合用蜂王漿，一般都是慢性疾病的恢復期以及手術後康復期，出現種種不適時，像胸悶氣短、失眠健忘、頭暈目眩、心悸、水腫、掉頭髮、食慾差等等。人體生物週期中都有低潮的時候，那時人會覺得精力不足、情緒低落、困倦乏力、注意力不集中、反應遲鈍、適應能力降低，這個時候服用蜂王漿可以起到滋補營養和恢復健康的作用，從而增強人體對外界不良刺激的抵抗能力，提

高免疫力，使人儘快從低谷中走出來。特別值得一提的是，蜂王漿含糖量很低，且為果糖，不會影響糖尿病人，而它增強免疫的功能和許多有效成分對糖尿病人是有益的。

蜂王漿的性狀很像冰淇淋，平時是要放在冰箱的冷凍部分冰凍保存的，吃的時候拿出來，稍微放五六分鐘就可以用勺子挖動了，一般是清晨起來空腹吃一湯勺，晚上臨睡前再吃一湯勺。正品蜂王漿的味道是痠澀的，如果你不喜歡那種味道，每次吃的時候可以和蜂蜜攪拌在一起。注意不要用超過體溫（37℃）的水送服，為的是保持其內各種生物酶的活性。一般吃一個月後就能有比較明顯的效果。

經常接觸鮮蜂王漿的手，皮膚超好

蜂王漿之所以能細嫩皮膚，和其中微量的雌激素有很大關係。雌激素可以透過皮膚被人體吸收，接觸到雌激素的局部皮膚，首先受益於雌激素的保濕作用。這個作用早被日本人認識到了：日本的醫生用蜂王漿給更年期症狀明顯的女性做治療。讓她們把蜂王

漿塗在大腿內側的皮膚上，結果發現，她們的更年期症狀，比如潮熱、出汗等明顯好轉，更重要的是，塗抹蜂王漿的大腿皮膚，也變得細膩了，蜂王漿的神效也逐漸被認識到。

鮮蜂王漿由一百多種珍貴稀有成分組成，有大量的氨基痠、維生素、微量元素，能改善人體營養，滿足人體需要。蜂王漿含豐富高效的活性酶類和有機痠，所以能改善睡眠、增強體質、抵抗疾病。蜂王漿中所含有的抗腫瘤、抗輻射作用的物質叫王漿痠，簡稱癸烯痠 (10-HDA)，天然食物中只在蜂王漿內發現，是其在自然界所獨有的，另外還含 3% 目前尚未探明的奧秘 R 物質，有調節代謝、活化機體的保健作用。

具有這麼多保健作用的蜂王漿，現在卻遭到很多人質疑，也是因為其中含有雌激素的原因。雌激素過量是導致乳腺增生、婦科腫瘤發生的關鍵，但並不是所有含雌激素的都因此要被打入冷宮，特別是當它的含量很少，完全不至於影響身體，而且它的其他功效又無可替代。當已經有了早衰徵兆，比如消瘦、疲勞，面色看著像個黃臉婆一樣毫無光澤，月經量也偏少，

這時候蜂王漿其實是最適宜的抗疲勞、抗衰老的保健品。

蜂王漿中含有 3 種人類生殖激素，它們分別是雌二醇、睪酮和孕酮。據相關的蜂產品專家測定，每克鮮蜂王漿中含雌二醇 0.4167 微克，睪酮 0.1082 微克，孕酮 0.1167 微克。一般成年人每人每月所需性激素的量在 5000-7000 微克，超量就會對人體造成危害，不超過這個量就對人體有益。成年人每天即使服用 20 克鮮蜂王漿，一個月也只能補充 4.8 微克性激素，這還不到最低安全量的 0.1%，如果要使補充的性激素超過這一安全量，則每月需要吃 875 千克的鮮蜂王漿，這顯然是不可能的。

日本用蜂王漿治療更年期症候群，發現蜂王漿可以透過皮膚被吸收，有效改善皮膚狀況，於是很多化妝品中添加了蜂王漿。其實自己就可以製作化妝品，如果有早衰的傾向，到醫院測雌激素又確實偏低，這時可以在成分相對單純的護膚品中，加黃豆粒大小的蜂王漿，晚上洗臉後，直接塗抹在面部，一周用幾次，或者在做面膜的時候，將黃豆大小的鮮蜂王漿加在面

膜中，敷在臉上 20 分鐘，它所含的營養物質，包括極
其微量的雌激素都可以透過皮膚被吸收，直接在面部
發揮保濕的作用。一段時間後會明顯地感到皮膚變得
細膩了。在日本，1000 克鮮蜂王漿的價格接近 1000 美
元，遠遠超過中國的價格，他們之所以捨得花重金購
買，肯定是源於它不可替代的保健、美容價值。

咖啡，提神減壓

咖啡能使交感神經興奮，使副交感神經低落。交感神經在白天值班，保持興奮，在黑夜，人也因為有了咖啡的幫忙，可以提神隨時蓄勢待發。

喝咖啡抗疲勞相當於竭澤而漁

咖啡曾經被認為是機能增進劑，能提升大腦和身體的能力，因研究表明，攝取咖啡因之後的運動員，其長距離運動的耐久性，能夠增加 45%-55%。

很多人以喝咖啡來抗疲勞，但咖啡的作用不是在抗疲勞，而應該是提神，因為咖啡因並不能減少人的睡眠時間或提高睡眠效率，只能暫時地減弱愛睏的感覺。在驅除睏倦的同時，會給人錯覺，誤以為自己不再疲勞了，有精神了；其實喝咖啡是一種竭澤而漁的消耗，我

們來看看咖啡的提神，或者說抗疲勞的原理就明白了。

　　咖啡因能使中樞神經系統興奮，利用這特點，可以預防過敏性哮喘的發作，而且特別提倡餐後一杯咖啡，因為餐後往往是人的副交感神經興奮的開始，人開始放鬆，哮喘的發作往往在此時。餐後喝咖啡，是通過交感神經興奮來抑制副交感神經，有助於避免哮喘的發作。有經驗的病人甚至會在感到自己的哮喘即將發作時，預先喝杯咖啡，以食物代替藥物，也能起到一定的作用。但是如果一個人的交感神經持續興奮，就好像一個人總是站在起跑線上，等著發令槍聲，始終處於一種極度緊張和興奮狀態，這顯然是對身體的一種耗竭。

　　任何神經的興奮能力都是有限度的，因為保持這種興奮需要，一節神經和下一節神經之間的交接點，在醫學上叫「神經突觸」，不斷地釋放一種神經遞質的化學物質，神經遞質從上一節神經的突觸末梢吐出來，再被下一節神經突觸接收進去，神經的興奮性是靠這種對化學物質的「吐」和「納」來傳遞。如果神經總是保持興奮，身體就要不斷地製造化學遞質，但總有供不應求的時候吧？這時就耗竭了，一直興奮的交感

神經就會被抑制，與之作用對立、使人體懈怠、放鬆的副交感神經就會興奮。這樣一來，原來是為了抗疲勞、提神才喝的咖啡，會失去其提神的作用，使身體進入更加嚴重的疲勞狀態。

重病之人臨終之前，一般都會突然來了精神，原來昏迷的會突然醒來，而且胃口大開，家屬往往以為要恢復了，可醫生在此時會提醒家屬注意，說不定是病危通知，就只是當下這一刻有精神，因為這就是死亡前的迴光返照。中醫一般認為這是從陰虛變成陽虛了，陰虛是指虛性的亢奮，等同是蠟燭最後的光亮，之後就化為灰燼了，全部變黑變涼，成為陽虛調了、完全沒動了。所以這種虛性亢奮其實是疾病正在轉危，這規律和咖啡的作用原理相似。

咖啡改變的是懶惰，不是疲勞

咖啡實在不能當抗疲勞來用，因為是通過消耗，以揠苗助長的形式來提神。如果你為喝咖啡而不累、有精神而減少睡眠，只會帶來更大的疲勞。正是因為咖啡的抗疲勞是通過耗竭的方式來實現，所以咖啡才會被視為

減肥食物，用來控制體重，原因是咖啡使人體一直處於興奮狀態，可以提高人體消耗熱量的速率。

一項研究發現，100 毫克的咖啡因（一般我們喝一杯咖啡，所含咖啡因就是這個量）就可加速脂肪分解，增加熱能的消耗，使人體的新陳代謝率增加 3%-4%，所以適量飲用確實有減重效果。想來也完全可以理解，人一旦處於興奮狀態，能量消耗就會增加，消瘦是必然的結果，就和甲狀腺功能亢進的病人類似，總是有控制不住的興奮，在這種興奮中，脂肪慢慢被消耗了。

當然，如果是一個胖子，是個天生副交感神經興奮的人，脂肪的沉積會使你懶得做任何運動，這時咖啡確實是個不錯的選擇，至少它可以幫忙消耗掉多餘的脂肪。人的情緒和天氣有關係，晴空萬里的時候人會心情大悅，情緒高漲；到了陰天，特別是一個陰雨綿綿的下午，人會沮喪、悲哀，而且疲倦想睡覺。這是因為陰天一般都氣壓低，血中的氧氣濃度就要下降，這個時候就會刺激副交感神經的興奮性，即便在白天，人也很容易處於一種想收工回家的懈怠狀態，如果這種感覺不被中止，人的抑鬱情緒會發展到極端。

　　英國倫敦是著名的霧都，那裡的人長年生活在愁雲慘霧中，氣壓很低，倫敦的抑鬱症發生率、自殺率都在世界上排前幾位，就是因為低氣壓引起了副交感神經的興奮，無論是身體還是心靈，都處於懈怠和沮喪之中。這樣的下午，最適合喝一杯咖啡，把交感神經喚醒，人一下子就興奮起來，這才是咖啡最適合發揮作用的時候。

　　如果為了應付一次腦力激盪的重要會議，臨時趕個報告，咖啡還是可以指望的；咖啡因可以使你在很短的時間內興奮起來，進入應激狀態。不過每個人喝咖啡後產生的效果並不相同，肯定是喝得多、長期喝的人效果較差，因為他們的神經突觸已經被長久地刺激，變得不那麼敏感。如果下午兩點有個會，想調整到一個好的精神狀態，那就建議在一點的時候喝，因為咖啡發揮作用的時間是一個小時。如果你晚上想睡個好覺，那麼，最晚的那一杯咖啡不要晚於下午五點，對於一次溫和劑量的咖啡因攝取，興奮作用一般在 3-4 小時便消失。過量攝取咖啡因，通常超過 250 毫克，相當於 2-3 杯咖啡，就會導致中樞神經系統過度興奮、

煩躁、心慌。一般情況下，一杯咖啡含咖啡因的量從 75-250 毫克不等。不同的食物，咖啡因的含量也不盡相同，以下列舉了一些比較典型的含咖啡因的食物：

食物名稱	咖啡因含量
黑巧克力	875 毫克 / 千克
奶油巧克力	100~210 毫克 / 千克
可可	17 毫克 / 升
新鮮沖咖啡	130~680 毫克 / 升
無咖啡因咖啡	13~20 毫克 / 升
即溶咖啡	130~400 毫克 / 升
義大利特濃咖啡	3400 毫克 / 升
紅茶	100~470 毫克 / 升
烏龍茶	120 毫克 / 升
綠茶	85 毫克 / 升
可樂類飲料	45 毫克 / 升

如果你是個有些懶惰的白領，喝咖啡倒是能幫助改變性情和體質的辦法之一：

- 午飯後 30 分鐘至 1 小時內，品嘗一杯濃郁的不加糖或奶精的咖啡，有助於脂肪燃燒，至少可以使你不像以前那樣飯後感覺懶散、睡意綿綿，因為咖啡把本來在此時開始值班的副交感神經興奮給抑制了，換成了一觸即發的交感神經興奮。
- 下班前，再喝一杯咖啡，並配合步行，等於是雙管齊下地減肥。最好是熱咖啡，它在熱量消耗上比冰咖啡有效。
- 如果不習慣咖啡的苦味，可以加少許的奶，但最好別加糖，否則咖啡燃燒的脂肪又會被糖補回來。
- 如果你有點抑鬱，但不屬於抑鬱症，只是心情比較傷感，屬於多愁善感的人，喝咖啡會比吃藥好，因為為此吃藥實在有點小題大作。

現在醫學上的研究新成果頻出，但很多保健營養品的作用是否經得住考驗，還要假以時日印證，咖啡的功效就是其一。雖然之前一直有種說法，認為咖啡可以減少心臟病、高血壓的發生，但目前沒有足夠的

證據說明喝咖啡與這些疾病有正相關。包括之前被炒得火熱的葡萄酒可以軟化血管的作用一樣，畢竟它們都是食物，即便有作用也很微小，不足以成為嗜飲咖啡和酗酒的依據。

維生素，抗疲勞、固元氣

　　熟稔維生素 C 功效的醫生們，之所以每每在流感到來時，開始大劑量補充維生素 C，就是為了給疲勞、易病的身體增加抵抗力。

大量維生素 C 能增強體質

　　維生素這個名字取得很貼切，比如維生素 C，確實維護著人的生命：有它存在，皮膚、肌肉、骨骼就能更快合成，受了傷的傷口就能更快癒合；鐵、鈣和葉痠也因為維生素 C 的存在才能充分發揮作用；膽固醇的代謝也因為維生素 C 的存在而加強。所以維生素 C 可以提高抵抗力，預防心血管疾病。

　　很多醫生在解答服用維生素注意事項時總強調：「不要多吃，否則人體會適應那種高維生素的狀態，一

且你減少服用了，就會感到疲勞……」這是經驗之談，因為醫生不會推薦任何一種可以肆意吃的藥物或保健品，這樣的醫生也是負責任的醫生。但從中我們卻可以推斷出，如果維生素缺乏了，不管是絕對缺乏，還是相對缺乏，絕對是可以使人疲勞；只是可能你始終處於缺乏狀態中，或始終處於一種麻木了的疲勞之中，因此不知道「不疲勞的身體」是什麼感受。

維生素中最早被人們重視的，就是維生素 C

1519 年，葡萄牙航海家麥哲倫，率領遠洋船隊從南美洲東岸向太平洋進發。三個月後，船員們普遍感到疲倦無力，緊接著發現自己的牙床破了，開始流鼻血，各種衰弱的症狀接踵而至，以致船到達目的地時，原來的 200 多人，只剩 35 人……後來人們才知道，種種由疲倦開始逐漸出現的病狀、乃至死亡，就是因為遠離大陸的船員缺少維生素 C，得的是壞血病。由於以前人類對它發生的原因不瞭解，壞血病在當時被稱作不治之症，而且死亡率很高。

後來人們發現這種壞血病不僅船員會有，在長期

困戰的陸軍士兵中、長期缺乏食物的地區、被圍困的城市、監獄犯人和勞工營中也不斷出現。接著逐漸發現這和人們飲食過於單調、缺乏新鮮的水果蔬菜有直接關係。直到 1795 年，一位英王御醫，被任命為英國海軍醫療委員會委員，他要求每個海軍官兵每天都必須飲用四分之三盎司的檸檬汁，這才使軍中壞血病病例大幅降低，乃至英國海軍戰鬥力倍增，在 1797 年擊敗西班牙艦隊，締造了大英日不落帝國。直到 1911 年，人類才確定壞血病是因為缺乏維生素 C 而導致的，維生素 C 也因此有另外一個名字——抗壞血痠。

很多人一發現自己牙齦出血了，就想到該多吃水果，知道自己缺乏維生素 C 了，否則隨之而來就會出現抵抗力下降，而疲勞就是抵抗力下降的症狀和信號。很多重病的產生，最初都是因為人體的抵抗力下降。

據說，給末期癌症病人注射大劑量維生素 C，當注射的劑量大到每天 10-30 克時（要知道，一般從藥房裡買的維生素 C，一片的含量只有 0.1 克，癌症病人居然使用了它的 300 倍！相當於注射了 300 片），癌症居

然逐漸消失了！這個還沒被廣泛接受的辦法確實有理論依據：大量的維生素可以製造大量的免疫球蛋白，可以使抗癌的淋巴細胞高效率地發揮作用。

英國科學家們也觀察到，人體白細胞中維生素 C 的含量與年齡成反比。也就是說，隨著年齡的增加，白細胞中維生素 C 的含量呈下降趨勢，也許，這就是老年人免疫功能較差、易得癌症的原因之一。因為維生素 C 具有良好的抗氧化作用，能抑制某些化學物質氧化為致癌物，能阻斷致癌物的活化，它在人體中的含量一低，癌症自然會乘虛而入。一位美國醫生還發現，血液中維生素 C 水平高的人壽命長。雖說這類研究目前還有待於進一步的考證，但癌症患者體內維生素 C 的水平，無一例外都很低，這確實是事實。在美國，腫瘤病人服用維生素 C 是他們的常規治療之一。

2001 年，數百家媒體紛紛轉載了「美國研究人員最近發現，在特定情況下，維生素 C 也能誘發生成破壞 DNA 的物質。」引起了服用維生素 C 是治癌還是致癌的爭論。當時我在《北京晨報》社做記者，馬上就這個問題採訪了中國營養學會理事長葛可佑教授，他

應該對維生素 C 最有發言權了，他聽了這個報導之後
很明確地說：「無論『過量服用維生素 C 致癌』的說法
能否成立，就目前情況來看，中國人每天補充的維生
素 C 離基礎劑量還差得很遠，根本就別提什麼過量了。」
葛可佑教授特意以自己為例，他每天服用維生素 C 400
毫克，就是每天吃 4 片維生素 C，而且已經吃了 10 年
了，而國家推薦的每日劑量只有 200 毫克，每天 2 片，
但葛教授的身體一直很好。

每天維生素 C 能預防流感

不管是中藥也好，維生素也好，營養品也好，只
有使人體質改善、抵抗力增強，才可以戰勝或者避免
病毒感染，這體現了中醫說的「正氣存內，邪不可干」
的治病宗旨。從這個角度上看，雖然維生素 C 是西藥，
但在預防流感時補充維生素 C，倒是比吃板藍根更合乎
中醫的醫理。無論是抗癌還是抗感染，這些事實無疑
向我們提示著維生素 C 有不容小看的作用。在「MSN
中文網」的直播室採訪名醫時，不止一位醫生告訴我，
補充維生素 C 的辦法，早就在醫生之間流行了。

　　北京佑安醫院是著名的傳染病醫院，那裡的醫生告訴我，他們在流感來襲前，不吃別的，就是大劑量地吃維生素 C，包括他們的孩子也一起吃。為了達到預防目的，每天他們會吃 1000 毫克維生素 C，也就是至少要吃 10 片！這是國家給的維生素攝取量參考值的上限，因為他們的經驗是非此劑量沒有預防作用。其實說是吃到了 1000 毫克的量，但維生素 C 是非常容易氧化的，藥品儲存運輸乃至吃藥過程中肯定有部分是會損失掉的，因此你的攝取量肯定不足 1000 毫克，他們之中就從沒有人出現過中毒問題。

　　每年都會爆發流感，對付流感這種病毒感染其實是沒有特效藥，但有的人吃了消炎藥也見好，那是因為他吃的消炎藥消除了和病毒感染同時存在的細菌感染，所以會覺得症狀減輕。而恰恰在這個減輕過程中，病毒的自限期也到了，實際上最終是病毒自生自滅，和消炎藥沒什麼關係。即便是中藥，也要在得了病毒性感冒之後，根據病人的體質症狀的不同辨證施治，這才是中醫的真諦。主張提前服用板藍根之類具有抗病毒作用的中藥，其實已經不是中醫了，至少沒有發

揮出「提高人體抵抗力來治療疾病」的中醫特點和長處，而作為抗病毒的力量，單純使用板藍根也遠遠不夠。

維生素 C 有美白作用

維生素 C 在抗疲勞、抗衰老、提高抵抗力的作用，已經被學醫的人近水樓台先得月了，而且使用的劑量遠遠超過我們平時補充的量，這也給我們將補充維生素 C 培養成習慣壯了膽，至少是我們日常生活堅持補充維生素 C 的一個理論依據。美國名歌手麥可·傑克森去世時，很多人對他的皮膚變白存疑，我因此採訪北京大學第一醫院的皮膚科醫生，他們提出的結論是：「在所有的美白辦法中，只有維生素 C 是對美白皮膚最有效的，也是最安全的辦法。」

以前我認識一位名醫的女兒，她父親擔任過毛澤東的保健醫生，當時她 30 歲多點，長得很漂亮，但就是皮膚不好，有很嚴重的黃褐斑。我們一起做實驗，我發現她經常有幾天是請假去看病，我很奇怪，她身體很好，沒什麼毛病呀。每次她住院回來，我們大家都覺得她變漂亮了，人也有精神多了，更重要的是皮

膚變好了，斑消了很多。因為跟我關係好，她偷偷告訴我，她是去輸液去了，就是打維生素 C，因為維生素C可以祛斑！每到她發現黃褐斑嚴重的時候，就在醫院裡住幾天，輸點維生素 C，一般到出院時斑都能明顯消退。其實這方法現在很多大醫院的皮膚科也在使用，都是要用到很大的劑量，因為維生素 C 有抗氧化作用，而人之所以長斑就是因為衰老了，氧化的代謝產物堆積在身體裡，用維生素 C 可以減少廢物的堆積。

菸草中的尼古丁對維生素 C 有破壞作用

很多吸菸的人，會比一般人更不喜歡吃水果和蔬菜，這種惡習會加重吸菸對人體的損傷，因為吸菸阻礙了人體對維生素 C 的吸收，菸草中的尼古丁對維生素 C 有破壞作用。吸菸的人即便吃了和其他人等同的蔬菜水果，維生素 C 的吸收還未必夠呢，更何況還不喜歡吃，吸菸者容易患癌症已是個不爭的事實。維生素 C 的長期缺乏，使吸菸者的免疫能力下降，也導致了癌症的發生。

大量出汗，也會流失大量的維生素 C

如果一個人大量出汗，也會損失大量的維生素 C。
我在本書中講到很多因為氣虛而容易出汗、感冒的人，
或者是因為陰虛，睡覺時容易盜汗的人，他們肯定都
比常人容易疲勞，容易感冒，這和他們隨著汗流失掉
很多維生素 C 有很大關係。

助消化的酵母片＝精神性維生素

服用酵母片能去脾胃的濕滯；所以如果是脾胃虛、
有濕的人，中醫肯定建議主食應該儘量吃發麵，也是
要借助其中酵母的力量祛濕。和維生素 C 一樣，可以
對疲勞起作用的還有我們吃的糧食、豆類中可以提供
維生素 B1。我國是農業大國，中醫裡早就有「五穀為
養」的飲食主旨，這種經驗之談的科學基礎，就是因
為糧食和豆類裡富含的維生素 B1。

我到一位醫生朋友家裡串門，發現他們家的茶几
上擺著含有豐富 B 群維生素的酵母片，聊天時想起來
就嚼幾片，我很奇怪地問：「哪有那麼多消化不了的東

西呀？」他笑說：「這幾天舌苔特別膩，胃口也不好，怕是有濕了，吃點免得麻煩鬧大。」從他那我知道了經驗之談：如果這幾天食慾特別不好，舌苔很膩，找中醫看的話一般會說你脾胃有濕熱，這種情況如果不改善，濕熱長期鬱阻在體內，胃口會越來越差，而且疲勞感會加重。

特別是夏天的七八月份，中醫裡稱為「長夏」，是脾所主的季節，也就是在這個季節中，脾胃是最容易出問題的，因為天氣太潮濕會困住脾氣，而脾是主肌肉的，脾被困了，肌肉就無力。所以人在濕熱的夏天，身體會感到沉重、頭像被濕布裹了一樣，很重、很沉。這個時候中醫會建議吃參苓白尤丸或者是二陳丸。夏天的疲勞是因為感染濕邪引起的，夏天的暑濕感冒之後，人會有很長時間感到疲勞，因為此時濕性很重，而且黏膩難去。如果是暑濕感冒之後，即便感冒的症狀消失了，人總還是覺得疲倦，身上發沉。如果看看舌頭，舌苔很厚、很膩，用刮舌板都刮不乾淨的，就是濕邪沒乾淨。

這時候的疲勞，絕對不能靠人參來補，會把濕邪

留在身體裡，中醫上叫「閉門留寇」。只有當舌苔乾淨了，才能考慮吃人參之類的補藥。如果舌苔一直不乾淨，就只能用參苓白朮丸或者是二陳丸抗疲勞了，其實更恰當地說是去濕滯。在吃這兩種藥的時候就可以加點酵母片，會發現舌苔很快就變乾淨了，食慾不振的現象也明顯好轉，自然也就避免了繼續發展下去的濕邪阻滯引起的疲勞。維生素 B1 以輔酶的形式參與人體內醣的分解代謝，有保護神經系統的作用，可以促進腸胃蠕動，增加食慾。對神經組織和精神狀態有積極的作用，所以維生素 B1 又被稱為「精神性的維生素」，因此用維生素 B1 抗疲勞是有理論依據的。

能抗疲勞的維生素都很嬌氣

直接和疲勞相關的維生素是維生素 B1 和維生素 C，而這兩種維生素又是中國人的飲食中最容易缺乏的。之所以缺乏，不僅僅是因為沒吃夠含有這兩種物質的食物，還因為吃進的食物中這兩種維生素已經損失很多，想藉食物來補充維生素的初衷不能達到。

維生素 C 和維生素 B1 都是水溶性的，水溶性維生素對熱的穩定性比較差，遇熱就容易被分解破壞。不僅如此，水洗、燙、冷卻和過濾等等日常的食物加工過程，都可使其流失，最多的時候可以損失 60%！

　　比如，為了補充維生素 C 去吃番茄，但吃之前先要用洗滌劑洗，然後又用熱水燙，最後甚至還要榨汁，到你喝進去的時候，估計維生素 C 也就剩下一半了。而蘋果皮中的維生素 C 含量比果肉高 3-10 倍；柑橘皮中的維生素 C 也比汁液含量高；馬鈴薯表層的維生素含量通常比內部高。遺憾的是，含量最高的那部分，經常是我們不得不捨棄的，所以額外的補充還是有必要的。這也是為什麼很多人雖然每天沒少吃蔬菜水果，但因為缺維生素引起的疲勞仍舊比比皆是的原因。

怎樣儘量減少食物中維生素 C 的損失

　　易被氧化是維生素 C 的特點，水果、蔬菜等含維生素 C 高的食物，一旦切開或切碎暴露在空氣中，維

生素 C 就會被氧化破壞，因此只要切開了就要趕緊吃。維生素 C 不耐熱，蔬菜煮 5-10 分鐘，維生素 C 的損失率可達 70%-90%；如果擠去原汁再浸泡一小時以上，維生素 C 損失可達 90% 以上。中國人包餃子，喜歡把菜汆燙一下之後再擠掉水分，估計那樣吃進去的餃子也只有果腹作用，別指望餡裡的維生素 C 來「維生」了。西方人喜歡吃生的蔬菜，這是個很健康的方式，值得中國人借鑑。

　　如果炒菜的時候加了鹽、醋，或有膠體物質存在時，維生素 C 的損失就減小一些，所以在家裡做菜的時候，可以在油熱熗鍋時將蔥花和鹽一齊下鍋，並加放一定量的食醋，或者早一點勾芡，這對保護維生素 C 有好處。與此同理的是，涼拌菜時加醋能減少維生素 C 的損失，因為維生素 C 在痠性溶液中比較穩定。

　　很多人吃生的蔬菜前會仔仔細細地清洗，甚至要用消毒劑，擔心蔬菜上沾了帶有細菌和病毒的糞便，這也是過去我們的衛生教育中屢屢被強調的。事實上，現在的蔬菜能上農家肥的很少，大部分人吃的蔬菜基本是施化肥，沒有直接沾染糞便中細菌的機會。從這

個角度看，消毒的意義就不大了；瞭解了這個原理，
就可以把握清洗程度了。

維生素 B1 主要存在於種子的外皮和胚芽中

　　遺憾的是維生素 B1 太嬌氣了，在高溫或鹼的作用
下就會被大量破壞，作為國人主食之一的饅頭，顯然
必經高溫熟成。我們使用的發酵粉，成分就是弱鹼，
雖然饅頭蒸熟了，但營養可能已經損失 50% 以上了。
做麵條也喜歡加鹼，維生素 B1 損失也很大，水煮麵條
時，維生素 B1 的損失率可達 25%！好在酵母中含豐
富的維生素 B1，所以我那醫生朋友用它化濕健脾的同
時也補充了充足的維生素 B1，這算是內行人的聰明之
舉吧。

　　後來我才知道，那醫生朋友家裡也蒸饅頭，但用
的都是乾酵母，圖的是裡面含的維生素 B1 多，用它代
替鹼性的發酵粉，不僅保留了糧食中的維生素 B1，而
且蒸出來的饅頭有一種香味。他告訴我：「有一次，麵
都放到盆裡了，結果發現家裡的乾酵母用完了，懶得
出去買，就把平時吃的酵母片用水溶化了，也照樣蒸

出了一鍋有香味的饅頭，因為成分是一樣的。」

　　超市賣的發酵粉、蘇打粉，一般成分都是小蘇打，是鹼性的碳痠氫鈣，不含酵母，也沒有維生素 B 群。只有明確寫明「乾酵母成分」的才有酵母，其中含有豐富的維生素 B 群。用乾酵母發麵時，和麵的水不要過熱，40℃左右就可以了，否則會將酵母菌燙死，麵就發不起來了；如果在用酵母發麵的時候加點糖，會發得更快、更好。

　　雖然維生素 B1 對疲勞的改善最直接，但如果額外補充的話，還是補充複合維生素好一些，因為維生素 B 群在功能上有互相配合之處。

維生素缺乏時引起的問題

缺乏維生素 A

夜間視力下降，從光亮到黑暗時眼睛很難適應，看電腦或電視時容易感到眼睛乾澀，會有皮膚乾燥，容易患呼吸道感染等。

含維生素 A 豐富的食物：

魚肝油、動物肝臟、胡蘿蔔、黃綠蔬菜、蛋類、牛奶、乳製品、奶油、黃色水果。

缺乏維生素 B1

容易疲勞、肌肉痠痛、腿腳麻木、情緒低落、食慾不振、工作能力下降等。

含維生素 B1 豐富的食物：

動物內臟（肝、心及腎）、肉類、豆類、花生及糧穀類、堅果。

缺乏維生素 B2

口角疼痛開裂，嘴唇腫脹疼痛，舌頭疼痛，眼白部分出現血絲，眼睛容易疲勞等。

含維生素 B2 豐富的食物：

動物肝、腎等內臟，乾酵母、奶、蛋、豆類、堅

果類和葉菜類等。

缺乏維生素 C

牙齦腫脹出血、易疲勞、抵抗力下降、皮下易出血等。

含維生素 C 豐富的食物：

奇異果、鮮棗、草莓、枇杷、柳丁、橘子、柿子。

漂浮療法，徹底修復身心

　　漂浮的時候，大腦會釋放「內啡肽」；內啡肽又叫「快感荷爾蒙」或者「年輕荷爾蒙」，這意味著內啡肽可以幫助人保持不疲勞的狀態，能產生類似打了嗎啡後的舒適感、愉悅感。身體在兩種情況下會分泌內啡肽：一種是吃辣椒時，一種是運動時。但是要產生這種能令人不疲勞的內啡肽，至少要做中等偏上強度的運動，和做運動必須付出的辛苦相比，漂浮能不費吹灰之力地讓身體分泌快感激素，與此同時，使身體進入徹底的休息和修復。

漂浮、泡澡，能解乏

　　起源於 20 世紀 50 年代，是美國近 10 年來發展起來的一種心靈治療方法，目前正在歐美迅速普及。漂

浮者可以通過漂浮將生活中的煩惱忘得一乾二淨，盡情地感受寧靜帶來的快樂。在寧靜中，身體與思想從緊張中慢慢地恢復過來。走出漂浮室時，會覺得渾身輕鬆、神清氣爽，好像換了一個人。研究的結論是：一小時的漂浮，相當於沉睡了 8 小時，按摩了 4 小時。

漂浮室比單人床稍長一點，高度為 112 公分，開著一扇小門供人進出。漂浮池裡有 30 公分深的鹽水溶液，這個鹽溶液相當濃，好像一個床墊子，人躺在上面就會漂浮起來，如同太空人在太空中一樣。漂浮池裡溶液的溫度保持在 34℃ -34.9℃，這個溫度是皮膚表面的溫度，人體感覺不到冷，也感覺不到熱，水溫雖有微小變化，但漂浮者感覺不到。

靜靜躺在那一動也不動，任由身體漂浮著。漂浮 10-20 分鐘後，處在半睡眠狀態，這時時間好像已經不復存在，就和「入靜」要達到的感覺接近了。經常能入靜的人都有個感覺，清晨打坐一會兒，會有神清氣爽的效果，比睡覺的休息效果還好，只是入靜需要通過訓練，相比來說，漂浮顯然更容易。現在很多水療中心都有這個項目，特別疲勞的時候可以去漂一漂，

其實人的疲勞很難完全說是身體原因還是心理原因，
但漂浮治療顯然是身心兼顧的。

走出漂浮室，療效還在發揮。好像發現了一個新
的自我，特別是最初的療效非常明顯，好像真是覺得
自己年輕了幾歲，看到外邊的色彩都格外明亮，見到
人也變得高興與和藹可親，思路變得敏捷了，疲勞的
感覺一掃而光。這些療效最長可以持續兩周，而且機
體彷彿也有自己的記憶，即便回家用浴缸泡澡，還會
有漂浮的感覺，這個效果可以持續幾個月。漂浮療法
有積累效果，漂浮的次數越多，重喚記憶也變得更加
容易。

在家不方便漂浮，可以在浴缸裡泡澡

香薰是最近時興的養生療法，其實也是想借助香
味幫助大腦全面放鬆，大腦只要放鬆了，對身體的管
制就會減少，身體的本能一恢復，疲勞乃至疾病就緩
解了。只是香薰不像入靜或者漂浮那樣，已經得到了
很多人的檢驗。這與個人有關，不管在什麼環境中，
只要保持入靜的狀態，都是緩解疲勞的辦法，香薰只

是輔助。所謂大隱隱於市就是這個道理，只要人真的放鬆安靜了，什麼樣的香味其實倒無所謂了。

每個人都有不同的緩解疲勞的方法，不少人會選擇洗一個熱水澡，或者泡一個香精澡，疲勞確實能很快減輕，接下來似乎可以開啟新的一天了。於是很多芳療產品大賣，但真的解除疲勞的可能不只是香味，更重要的是泡澡的「泡」。醫學上去除疲勞的「漂浮療法」，就是一種不會沉底的「泡」。這種不沉的泡，其實就是在一個類似浴缸的漂浮容器中，注入飽和的鹽溶液，這樣的液體比重比人體大，類似知名的「死海」，人躺在死海中會漂浮起來。與此同時，周圍的燈光會熄滅，漂浮的人還可以用塞子塞住耳朵，只聽到治療師的指導語，或者是特定的音樂、影像。

無論是漂浮還是泡澡，都需要重視交叉感染或者說是衛生問題，特別是女性，要避免浴缸被汙染引起的泌尿系統感染。最好的辦法是在浴缸裡鋪一層不透塑膠薄膜，一次性使用，這樣就可以避免浴缸清洗不徹底帶來的感染。

和運動相比，漂浮就很舒服，不費吹灰之力就能讓身體分泌快感激素。只要漂起來，人的意識就會產生暫時的虛無或空白，身體就能充分地放鬆，緊張、焦慮、頭昏、疲勞等症狀，就會馬上被驅除。

　　日本人喜歡泡溫泉，所以與此相關的研究也多；他們就曾經對泡澡做過實驗，一組人淋浴，一組人泡澡。結果發現，泡澡確實能從根本上緩解疲勞。泡澡的那組血液中的白血球細胞數量降低，而淋巴細胞的數量升高，而淋浴的那組則相反。白血球細胞是抵禦細胞侵襲的，淋巴細胞是修復身體的，只有在副交感神經興奮，人體處於放鬆、休息狀態時才會出現這種情況，也就是說，泡澡確實從根本上緩解了疲勞。

漂浮療法相當於中醫學的「入靜」

　　漂浮療法很像中醫說的入靜，入靜就是透過呼吸、姿勢和心理的調節，進入一種真正的安靜狀態中。此時人的腦子是清醒的，但是沒有雜念，也沒有煩心

事。打個比方，每天清晨你剛剛醒來的那一會兒，肯定不會去想該交的稿子還沒交，該繳的錢還欠著……總之心裡很靜、很清澈，也很輕鬆。

在那種狀態中，會有視而不見，聽而不聞的感覺。視和聽都是最基礎的生理功能，這些功能都在，但是「視而不見」和「聽而不聞」是在入靜的時刻，大腦不思維了，人才是最放鬆的，才有可能真正放鬆。進一步說，人如果能經常處於這個狀態中，也就可以不生病了。舉三個例子來說明入靜的作用：

第一個例子是有位腫瘤醫生，他的癌症患者中，有人在得癌之後又得了精神分裂症，本來是件雪上加霜的事，但誰料到，多少年之後，其他沒有精神分裂的癌症患者雖然歷經各種治療，最終還是去世了，但這些精神病患者，雖然思維依舊混亂著，精神依舊分裂著，但他們的癌症卻好了。

第二個例子是很多老年失智症患者，如果家人照顧得好，沒讓他們發生外傷，是很少再生病的。家裡人都感冒了，他們也不會被傳染；原來沒失智前，一吃涼的就犯胃病，失智之後，就算在冬天自己去亂喝

涼水，居然也沒再犯胃病……傻吃傻睡的身體竟然比他們的兒女都結實。

　　第三個例子是在美國，科學家發現，有一種人是不得癌症的，那就是患唐氏症的人，患者先天癡呆，卻不得癌症。這三個例子有個共性——事例中的人都沒有正常人的思維能力，處於一種「虛無」狀態，而恰恰是這種狀態，保證了他們身體的健康。

　　中文「病」字，裡面是個丙，天干中的丙字與「心」相對應，古人之所以將丙字，而不是甲或乙放在「疒」部首裡，就說明古人早就意識到，人之所以生病，和心的功能、心事、雜念有很大關係。

　　在同樣的外因影響下，生病與不生病，歸根結柢在於這個人的「內在抵抗力」。一個心機重、思想複雜的人，身體受到情緒的影響就大，別人是小病，他就可能是大病，因為他們心思千頭萬緒、抑制過重，所以就比「心寬」的人更容易得病。

中醫歷代傳統養生文化，都強調「心靜」

　　道教主張「自然、無為」、佛教主張「空」、「戒」。中國古代名醫養生之道講究「靜者壽，躁者夭」，「養生以調神為主，調神以不用神為主」，最終的目的都是要不用神，就是不動心，讓心靜。心靜了，胃腸就能正常蠕動，血管就能自然舒張，免疫系統就能具備正常的抵抗力，人就可以不疲勞、不生病。古代的長壽者以高僧、禪師居多，他們雖然衣食非常儉樸，甚至常年風餐露宿，卻很少生病，盡享天年，就是因為他們始終空靈虛靜，心無雜念。現在很多人卻只學到一點皮毛，比如不吃肉只吃素。但如果只是「食物素」而「心不素」、不靜，怎麼可能期待有高僧那樣的健康與長壽呢？

　　前面說的精神分裂或者癡呆者，因為他們的大腦皮層已經失去了控制身體的能力，所以身體就可以極端地發揮各自潛能，別小看這種潛能，是可以戰勝包括癌症在內的絕症的。西醫的鼻祖希波克拉底就說過：「最好的醫生是人體的本能。」顯然也是見識過人體本

能後才會說這句話。我們現在需要醫生幫助身體的本能來戰勝疾病，不僅是因為我們的醫學發達了，同時人腦也發達，思維多了，控制身心的高級中樞發達了，心思亂了，病也就多了。

吃辣，為什麼越吃越上癮

這也是內啡肽在起作用：辣味刺激舌頭、嘴的神經末梢，大腦會立即命令全身戒備，人就會心跳加速、唾液或汗液分泌增加、腸胃加倍工作，促進內啡肽的釋放。如果再吃一口，腦部又會以為有痛苦襲來，又會再次釋放出更多的內啡呔，就因此辣上癮了。

運動時內啡肽也會大量分泌

同樣的，運動也會上癮。每天跑 3000 公尺的人，讓他突然不運動，會很難受，好像能量沒處散發似的。運動時人體的內啡肽也會大量分泌，雖然大汗淋漓、腰痠腿疼，但洗個澡之後就會覺得特別暢快舒服，就是內啡肽作用，停止運動就剝奪了人體內啡肽釋放的機會，所以會覺得很不舒服，很憋悶。

　　但是並非所有的運動都可以產生這種效果，運動強度和時間一定要足夠，才能使內啡肽分泌出來，比如每天跑 3000 公尺之類，至少要中等偏上強度的運動，又如健身操、跑步、登山、羽毛球等，並且運動30 分鐘以上，才能刺激內啡肽的分泌，才能上癮，也才能真正嘗到運動的快感，接下來的睡眠也會睡得踏實。

單靠膠原蛋白不能美容

　　吃膠原蛋白的各種美容製劑，或直接往臉上抹膠原蛋白，是很長時間以來女人信賴的美容新法。這個辦法可能來自於吃豬蹄、皮凍時，沾在手上的殘渣會使局部的皮膚變得緊繃。既然膠原蛋白有使皮膚變得緊繃的效果，如果直接抹在臉上效果豈不更好？如果把膠原蛋白吃進去，豈不更是從根本上補起嗎？

　　事實絕非如此！

　　要想改善皮膚狀態，只能透過身體裡的營養建設來完成，因為膠原蛋白是大分子，皮膚是絕不允許任何大分子物質通過皮膚進入身體的，這是皮膚作為身體最大

的器官肯定要堅守的職責。要想使皮膚有彈性，只能增加自身的膠原蛋白合成，但是，這並不是吃膠原蛋白就能美容的依據，因為膠原蛋白不是「優質蛋白」！

蛋白質，類似蓋樓房時的鋼筋水泥

如果把我們的身體比作一座樓房的話，食物中的蛋白質，就類似蓋樓房時的鋼筋水泥，是身體結構的重要組成，所以必須不斷補充，特別是 40 歲之後。如果蛋白質的攝取量變少了，肌肉會減少，骨骼會壓縮，上了歲數的人身材會變得不緊致，身高會降低，乃至皮膚產生皺紋、沒彈性等，這就是原因之一。

但並不是所有的蛋白質都能如所願地補充在希望的部位，比如皮膚上。如果想讓吃進去的蛋白質對身體的結構有所幫助，這蛋白質必須是「優質蛋白」。蛋白質吃進去經過消化，要以氨基痠的形式進入身體，然後再根據身體的需要，在體內重新組合。就好像進口車為了避稅，先拆成零件，過了海關，進到國內再重新組裝。優質蛋白的含義是在蛋白質吃進去，經過

分解吸收之後，成了人體的必需氨基痠。而人體的必需氨基痠是不能自我合成，必須借助食物幫忙；只有含有必需氨基痠的蛋白質，才能在體內重組成對身體結構、包括皮膚是有用的蛋白質。

　　魚、肉、蛋、奶和大豆製品都是優質蛋白的提供者，膠原蛋白之所以一直不被專家認同，就是因為膠原蛋白在分解後，缺少一種人體必需氨基痠，因此不可能單憑吃膠原蛋白來合成人體建構時所需的蛋白質。蛋白質的吸收有個特點，要每天吃，但每天都不必多吃，因為前一天吃的利用不了就排泄出去了，吃多了也留不住，不可能為第二天的不吃預留出來。

　　食物包括三大類，蛋白質、脂肪、碳水化合物，脂肪、碳水化合物如果吃多了，吸收不了，會儲存在體內，轉化為脂肪，唯獨蛋白質沒這個能力，一旦超過身體的需要，就要通過腎臟排出體外。我們體檢時會發現「尿素氮」這個指標超標，如果僅僅是這一項超標，身體又一向很好，那多半不是腎臟出了問題，而是體檢前你攝取的蛋白質太多了，超過了身體需要量，腎臟得加班代謝，因而導致指標偏高。

一旦「尿素氮」指標偏高，也就意味著腎臟為了多吃進去的蛋白質，要比平時多工作很多，腎臟因此會非常辛苦。這也是為什麼得了腎病的人，醫生一定會囑咐要吃優質蛋白飲食的原因，因為不管是什麼蛋白質，都會加重腎臟的工作。而膠原蛋白和優質蛋白一樣，在代謝時也要勞駕腎的辛苦工作，對腎功能負擔的增加是一樣的。

除此之外，動物的皮層一般都是脂肪含量較高的，有熱量過多的問題，也給脾胃的消化帶來負擔。與碳水化合物相比，脂肪和蛋白質在胃裡的排空時間都要長很多，所以更難消化，更容易加重脾虛；或者因為不能及時排出而成為中醫說的「濕」的問題，這兩點對美容本身都有確切的損害。也就是說，你要冒著腎臟負擔過重，脾氣被消耗，甚至造成「脾濕重」的風險，吃一個還未必能送達到臉上的美容劑，確實物非所值。

改善皮膚狀態，就是中醫的「脾氣」

想要改善皮膚狀態，人體還必須有利用蛋白的能力，這個能力就是中醫的「脾氣」。古代很多閨秀、千

金小姐，現在很多生活條件好的女人，按理說她們的食物中是不會缺少蛋白質的，但她們並沒把皮膚養好，甚至年紀輕輕就頂著一張黃臉，為什麼？

　　身體弱、脾氣虛，營養雖然足夠，但是不能為皮膚所用，非但不是好皮膚，看中醫的話肯定還有「血虛」問題。這個時候中醫會開補氣養血的藥，比如黃耆、白朮、當歸、大棗等，給身體增加一點利用優質蛋白的能力，使優質蛋白能被運送到皮膚、肌肉這些目的地。換句話說，如果脾氣不虛，精力旺盛，不會動不動就覺得疲憊不堪，只要保證正常飲食，食物中的優質蛋白，是足夠保養皮膚的。

　　可能有人會問，既然如此，為什麼驢皮做的阿膠會被中醫認定是補血養顏的呢？這是當時民情使然。中國不是富足國家，動物類食物不足，優質蛋白不足是之前生活中的常態，一年吃一次肉的大有人在，很

多人會因此而貧血，那時候的血虛更多是包含了貧血的問題。過去的血虛出在食物不足，而現在的血虛，則是沒本事利用已經充足甚至過剩的食材。

阿膠畢竟是動物蛋白，是血肉有情之品，在動物性食物稀缺的時代，自然就成了難得的補品，比植物性的藥物更能直接生血。而且中醫用阿膠時，多配合補氣藥，類似黃耆、當歸、大棗之類，也是增加身體對這難得營養的利用能力。

打肉毒桿菌抗皺
是權宜之計

　　現在新型的護膚化妝品層出不窮，其中之一是「肉毒桿菌」，多用它來抗皺。人們一開始接受肉毒桿菌比較困難，因為一看名字就嚇一跳，事實上，肉毒桿菌的作用也確實是透過它的毒性來發揮的。

　　皺紋之所以出現，無非是皮膚失去彈性，皮膚下面的肌肉在運動時候產生的紋路，不能被皮膚遮住了，所以治療皺紋有兩個辦法：一是使皮膚增加彈性；另一種是不讓肌肉運動，在做表情時才能不出現明顯的紋路。肉毒桿菌就是針對後一種的，它原本是種麻醉劑，能使肌肉不再聽神經的使喚，用在治療皺紋時，就是使人在笑的時候肌肉不再配合著做動作，也是對肌肉起了麻痺作用。

因為肌肉運動而產生的皺紋，多是表情紋，比如抬頭紋、魚尾紋、法令紋，都是可以使用肉毒桿菌的，當然代價就是局部僵硬，表情可能不那麼自然了。而因為皮膚乾燥、彈性少了而出現的小皺紋，用肉毒桿菌就不適合，因為那種皺紋的產生不是肌肉運動的結果，肉肉毒桿菌自然無用武之地。

用麻痹肌力，來瘦臉或瘦小腿

　　除了皺紋，瘦臉時也會用得到肉毒桿菌，特別是當臉型過胖或者過方，是因為咬肌過分發達所導致，肉毒桿菌確實有幫助。原理在注射之後會感到咬東西沒力氣，逐漸地咬肌因為麻痹不運動就會萎縮，臉會因此瘦下來。包括小腿肌肉發達而導致的小腿粗壯，理論上也可以借助肉毒桿菌使肌肉萎縮而達到瘦腿目的，只不過在瘦腿的同時，走路會感到無力，畢竟剝奪了一部分肌肉的運動能力。

　　無論是去皺還是瘦臉瘦腿，都是通過肉毒桿菌對

生理功能產生抑制作用，都是消極的，但好處在於肉毒桿菌是可以代謝的，一般注射一次後半年就代謝完了，它們對肌肉的麻痺作用也就消失了。當然此時皺紋也會捲土重來，肌肉也會再豐滿回去，如果癡迷這種效果，就需要再次注射。但肉毒桿菌的代謝特點，也能保證只要劑量合理，一般不會有中毒的問題，包括這次注射的部位不對、效果不好，下次可以換個位置，換個水準高的醫生，一切還可以重來。

很多好萊塢明星，在出席大型典禮之前，會使用肉毒桿菌，如果醫生水準高，位置選擇得當，又有大把的銀子可以消費的話，確實可以在一定程度上保持容顏不老，但對一般人來說，這只是權宜之計，至少不是生活中可以採取的常態。其實即便是皺紋能消除，但人的年齡還是可以通過皺紋之外的很多細節看出來的，其中包括眼神，也包括面部線條。面部線條很重要，決定了一個人神態的生動與否，而決定面部線條的，是臉上的表情肌。

表情肌是進化到「人」之後才有的，和人類是近親的猩猩、猴子，是沒有表情肌的，所以，牠們雖然

可以模擬人類的一些舉止，智力可以達到人類 3-4 歲孩
子的水準，但是因為進化程度不夠，表情肌這高級組
織還未進化出來，所以看不到牠們表情的變化，其他
低等動物就更不用說了。

生物進化過程中的鐵律

　　越是高級的器官組織，進化成熟得越晚，退化得
也越早，表情肌因為是進化程度很高的組織，所以也
是人體中退化很早的一個。

　　人老了，面容會變得慈祥，其實就是表情肌退化
萎縮，使線條不那麼鮮明，不那麼有稜角的原因，而
人在逐漸衰老的過程中，即便年輕時很漂亮，即便用
了各種抗皺的辦法，人也會顯出老態，其中原因之一
就是表情肌的退化。

　　維持表情肌有彈性、晚退化的根本，不是各種外用
的護膚品，而是人體保持健康，至少不能未老先衰。如

果生理年齡和身體年齡同步，或者身體年齡能小於生理年齡，面部的變化就會小，人就顯得年輕。

從這個道理上來講，真能保證容顏不老的，不是包括肉毒桿菌在內的新型護膚品，而是充足的正氣，不能有中醫說的「脾氣虛」或者「腎氣虛」，因為這兩種情況都是在人體衰老或者未老先衰時出現。

脾氣虛

如果動不動就覺得疲勞，要麼過胖，要麼過瘦，身上的肌肉張力很小，鬆垮垮的，這就是脾氣虛。

腎氣虛

如果總比別人怕冷，到了夏天也手腳不溫，喝點水就想上廁所，夜尿很多，這就是腎氣虛。

這兩種體質或狀態如果長期存在，即便是肉毒桿菌，也很難維持青春的容顏，因為表情肌都先退化了。

外用祛斑法
都不可能一勞永逸

曾經有過很多類似報導：為了美白祛斑，用了劣質的化妝品，結果斑點雖然去掉了，但是也把皮膚毀了，甚至留下永久的疤痕；這種情況一般都是標榜「速效祛斑」甚至「當場祛斑」的不正規美容院或診所的誇大廣告。能如此神效地使斑點消失，唯一的辦法就是腐蝕，通過對斑點處皮膚的腐蝕，「燒」掉斑點，後患自然可想而知。

當祛斑法越來越先進了，比如光子嫩膚祛斑，在很多正規大醫院都在實施，和腐蝕祛斑相比，這個辦法規範安全。但即便如此，去掉斑點之後就能一勞永逸了嗎？如果是個負責任的醫生，他會告訴病人，祛斑後要特別注意防曬，否則斑點很快就會捲土重來，之所以如此，要從斑點的產生說起。

皮膚的老化主要是因為日曬

　　為了防止自己變老，遇到過強的陽光時，皮膚就會自己產生黑色素覆蓋在皮膚表面，好像給皮膚打了傘一樣，以此避免日光對身體的傷害，這些黑色素就是斑點形成的基礎。所以日曬是產生斑點的第一誘因，在此基礎上，每個人長不長斑點、長多少，是不同的，是由體質決定。如果家族裡多人長斑點，就有了易患因素，這是遺傳決定的，而更多的人是因為身體內在出了問題，外表才長斑的，其中最典型的就是中醫說的「肝鬱」，凡是肝氣鬱滯者，他們長斑的機會就比別人多，同樣受了日曬，別人可能還沒反應，但這人已經滿臉開花了。

　　有人做了相關研究，先把一群試驗用小白鼠，通過激惹等刺激惹怒小白鼠，使牠們像人一樣處於肝鬱狀態中，結果發現這些小白鼠皮膚的黑色素明顯增加了。還有一個實驗發現，用補氣、補血、解鬱的中藥治療的病人，他們黑色素形成時的關鍵物質「酪氨痠酶」的活性降低；酪氨痠酶是黑色素形成中最重要的

酶，數量或活性的增加，可以加速斑點的形成。

28 天，皮膚細胞的週期

　　只有從根本上降低黑色素形成的因素，同時防曬，才能避免斑點的層出不窮。

　　人的皮膚細胞的週期是 28 天，即便沒有使用腐蝕性的辦法，而是使用安全先進的辦法祛斑，只要體內長斑的基礎，比如導致酪氨痠活性增高的原因不去除，就算把斑點去掉了，28 天後，等這些去掉斑點的細胞死亡之後，重新長出的細胞，仍舊是帶著斑的。

　　因此，能降低酪氨痠酶活性的中藥，才是祛斑的根本大法，這也是因為臉上的黃褐斑去看中醫時，醫生會開逍遙丸或者以逍遙丸為基礎的方劑，因為逍遙丸是疏肝解鬱的經典，肝鬱解除之後，氣滯和血虛等引起斑點產生的癥結，也就都迎刃而解了。

保濕產品
不能全面解決皮膚缺水

　　在所有的美容護膚品中，我最認同的一個是「防曬」、另一個是「保濕」。防曬是因為只有減少了日光的照射，才能最大限度地避免皮膚老化，所以最理想的護膚是不論春夏秋冬，只要在室外，甚至不在室外，只要靠著窗戶，都要使用防曬霜，只是防曬係數有所區別，這樣才是對皮膚最全面的防護。

　　至於保濕，人體的 70% 都是水分，任何一個組織器官裡的細胞都必須在「水環境」下才能發揮其生理功能，皮膚也不例外。很多人的皺紋、憔悴是因為皮膚缺水，而能保濕則能鎖住皮膚的水分，延緩衰老的到來。最近很時髦的一種保濕劑叫玻尿痠，這種物質原本就存在於人體和動物體內，比如組織間、關節、眼球內，有黏合、潤滑、保護，同時具有很好的保水

作用。目前很多護膚品已經加進玻尿痠，對於鎖住局部水分確實有幫助。

　　但是就算買到了玻尿痠真品，解決了保濕問題，是不是皮膚就此不再會因為缺水而出現皺紋？衰老？那還得要看皮膚的局部有多少水可以保，如果本身就缺水，再好的保濕能保住的也是有限的水分，所以首先得保證身上的皮膚不缺水。

　　皮膚或者身體缺水，不是靠口渴與否來判斷的，一旦缺水，很多時候是還沒覺得口渴時，身體馬上就要把有限的水分，率先分配給心、腦、腎等重要器官，皮膚是次要的，所以這個時候皮膚已經在忍受缺水的困擾。

　　不信去問問那些皮膚不好的人，很多人是喝水少的，甚至因為上班忙，白天一整天都不怎麼喝水，進了家門才意識到渴得不行了，這種習慣其實最受傷的就是皮膚。最正確的檢驗缺水與否的標準，是看小便

的顏色，只要小便的顏色發黃了，不再是淡黃或者是
透明的，就意味著身體已經缺水了，要馬上補水。一
個人一天至少要喝進 1800 毫升水，換算成杯子的話，
是 8-10 杯。

怎麼保證水喝進去，確實被運送到了皮膚上

除了足夠的飲水，還有一個問題是，怎麼保證喝
進去的水確實被運送到了皮膚上？這個問題恰恰是很
多女性面臨的。她們其實喝水不少，但是總覺得口渴，
皮膚也因此很乾，喝的水到哪裡去了？都被尿出去了，
她們會抱怨：「不敢喝水，因為喝了就要去廁所。」這
種人保濕就達不到效果，因為水分很少能達到皮膚，
她們在保濕的同時，更需要提高水的利用能力，這才
能使保濕產品能有所發揮。

人只要活著，水分就會不斷蒸發

即便自己覺得沒有出汗，不覺得熱，蒸發也照樣
進行，這在醫學上被稱為「無感蒸發」，水分在毫無感
知的情況下，從身體內裡蒸發到體表。在過程中，皮

膚進行了最徹底的補水和保濕，如果能在這方面有好的基礎，在體表形成很好的保濕層，這樣的保濕才是有後勁的，因為只要人活著，水分就會源源不斷地從體內蒸發到體表，皮膚便無時無刻不在受益。

因此，只要無感蒸發足夠強，皮膚濕潤度就足夠好，這也是很多男性一輩子不用護膚品，皮膚卻比精心護養皮膚的女人好得多，因為他們有穩健的無感蒸發。也因此那些喝了就尿的人，無感蒸發是很少的，所以小便才是水的唯一排泄通路，她們的皮膚自然不會好。

要想改變這種狀況，就要增加無感蒸發，也就是增加代謝，換成中醫概念，就是要有足夠的「陽氣」，不能長期處於虛寒狀態。而改善虛寒狀態的藥材，如黃耆、白朮、肉桂，以這些藥材為主的中藥，都是能增加無感蒸發。除此之外，每天適當運動，比如堅持每天 40 分鐘的快走，也是啟動身體陽氣、增加無感蒸發的好辦法。每次鍛鍊之後，人的皮膚都會變得潤澤，就是因為運動使無感蒸發增加了。

附錄

女人必懂的自我警覺

瘀血使女人感到疲勞

導致疲勞的代謝廢物，必須透過血液的順暢流通而排出，如果血流不暢，代謝廢物就會積存在體內，疲勞自然會加重。

指甲上的「月牙」越少，身體越糟糕

指甲以及指甲上的月牙，是健康乃至衰老的預警信號。身體虛弱的人，不僅月牙小、甚至沒有，指甲也會乾癟無光。

貧血的女人易疲勞

血液中用以運輸氧氣的血紅蛋白、紅細胞數量減

少，身體各器官會因缺氧而使功能受損，就會出現疲勞感。

35 歲，是女人的一道坎

女人過了 35 歲，脾氣開始衰弱，面容憔悴、頭髮脫落，這是女性衰老開始的警覺。

甲狀腺功能減退，是 40 歲女人疲勞的根源

年過四十後身體發胖，變得臃腫，時常感到疲勞，很可能是甲狀腺功能減退，是女人衰老的開始。

復發性口腔潰瘍可能是氣虛

復發口腔潰瘍的本質，是和疲勞同出一轍的虛，需要整體的調節，不是「去火」，而是「補氣」。

經常用腦的人，要警惕腰痛

中醫稱腦為「髓之海」，腎是主骨生髓的，一旦用腦過度，髓海就會空虛，腎就要加班工作來生髓，很容易引起腰痛。

肥胖的人疲勞，是常有的事

　　肥胖者本身體質比較虛，新陳代謝有問題，以致體內積存著很多影響身體功能的廢物或髒東西，這些物質反過來使人容易疲勞。

無病呻吟提示妳變老了

　　經常這裡疼那裡疼，但是又檢查不出疼痛毛病的，多是由於未老先衰，體質變虛弱所致。

有助慢衰老、少疲勞的食物

牛奶

牛奶中含有豐富的鈣，可以強健骨骼和牙齒；蛋白質有利於保持肌膚彈性。

推薦用法：飯後半小時或睡前半小時喝最易吸收。

洋蔥

洋蔥具有清血、降血脂、抗氧化等功效。

推薦用法：紫皮洋蔥營養價值更高，適合炒、燒、燉或做沙拉。

大棗

大棗可補中益氣、養血安神，還含有豐富的維生

素 C，非常適合女性食用。

推薦用法：如果要煎煮大棗，一定要剖開，分為
3-5 塊，利於有效成分煎出。

核桃

核桃補腎、益腦，身體瘦削又需要經常用腦的女性常吃，可以緩解疲勞。

推薦用法：吃早餐的同時，吃一兩個核桃仁。

蘿蔔

蘿蔔生吃可清肺、胃之熱，熟吃可去脾、腸之積。

推薦用法：燉煮容易使蘿蔔的營養流失，最好的方法是快炒。

豆製品

豆漿、豆腐等豆製品中含有植物雌激素，有利於平衡內分泌。

推薦用法：每天喝一杯鮮榨豆漿。

冬瓜

　　冬瓜富含維生素 C，對肌膚的膠原蛋白和彈力纖維能起到良好的滋潤效果，可以有效抵抗初期皺紋的生成。

　　推薦用法：不要高溫爆炒或燉煮，以免維生素 C　　　　　　流失。

鮪魚

　　鮪魚中富含 Omega-3 多元不飽和脂肪酸，能降低血壓、預防中風、抑制偏頭痛、防治濕疹、緩解皮膚乾燥。

　　推薦用法：新鮮的或經過低溫貯藏保鮮的生鮪魚，　　　　　　切成薄片拌芥末和醬油等調料食用。

慢衰老、少疲勞的經典中藥

何首烏

味苦、甘、澀，性微溫；補肝、益腎、養血、祛風。調節膽固醇，還具有良好的抗氧化作用。

當歸

味甘、辛、苦，性溫；有補血，活血，調經止痛，潤燥滑腸作用。

黃耆

味甘，性微溫；改善心肌供血，提高免疫功能，延緩細胞衰老。

三七

味甘，微苦，性溫；散瘀止痛。

刺五加

味辛，微苦，性微溫；抗衰老、抗疲勞，調節神經系統、內分泌系統。

枸杞

味甘，性平；抗動脈硬化、促進肝細胞新生，有增強體質、延緩衰老等功效。

紅景天

味甘、苦，性平；抗缺氧、抗寒冷、抗疲勞、抗輻射，抑制癌細胞生長，延緩衰老。

蜂王漿

味甘、酸，性平；促進細胞生長，增強機體新陳代謝及組織再生能力。

西洋參

味甘，微苦，性涼；促進血液活力，增強中樞神經系統功能，提高免疫力。

導致衰老、疲勞
疾病解決方案

呼吸道感染

原因：溫飽加安逸導致脾虛，脾虛及肺，使肺的
　　　衛外能力減弱；缺乏鍛鍊，人越來越虛，
　　　免疫力因此降低。

對治：入秋前吃玉屏風散顆粒或玉屏風散口服液，
　　　連續吃半個月；常用黃耆泡水代茶飲，或
　　　用黃耆燉雞，逐漸補足脾氣。

萎縮性胃炎

原因：胃黏膜和黏膜下分泌腺萎縮，胃酸缺乏。

對治：少量多餐、適當吃醋幫助消化、少吃含鹼
　　　的食物，如蘇打餅乾。

筋骨痠痛

原因：肝血虛。

對治：平臥，腳墊高 30 公分使下肢血液回流養肝。

骨質疏鬆

原因：缺鈣。

對治：補鈣要趁早，最好在 40 歲之前；多吃含鈣
　　　量高的食物，如牛奶、豆漿、芝麻醬等。

滑鼠手

原因：手腕長期保持同一個姿勢，神經和血管受
　　　到損傷，出現麻木、灼痛。

對治：停止做令手腕勞損的動作；貼活血化瘀的
　　　止痛貼布。

打鼾

原因：主要是肥胖問題，因為肥胖者咽喉周圍和
　　　胸腹部脂肪堆積，導致氣道狹窄。

對治：減肥。

灸療
最適合虛證的傳統療法

疲勞

灸「神闕」，位在肚臍；每天灸 20 分鐘。

痛經

灸「三陰交」、「關元」，三陰交位在小腿內側，踝關節上四橫指；關元位在下腹部正中線上，臍下四橫指。月經來前 3-7 天開始灸，一直灸到月經來，需連續灸 3 個經期療程。

多夢、腰膝痠軟

灸「勞宮」、「湧泉」，勞宮穴位在掌心，攢拳屈指時中指指尖所在處；湧泉穴位於足底凹陷人字紋處。

每天晚上睡前灸。

失眠、無力、食慾差

灸「神門」，位在手腕，腕掌側橫紋尺側端，尺側腕屈肌腱的橈側凹陷處；每天睡前灸 5-10 分鐘。

乾瘦、氣色差

灸「中脘」、「章門」、「氣海」，中脘在上腹部，胸骨下端和肚臍連接線中點，章門在側腹部，第 11 肋骨端下方；氣海在體前正中線，臍下兩橫指。這三個穴道可以用艾柱每天灸。

手足厥冷

灸「至陽」、「足三里」，至陽位於第 7 胸椎棘突下凹陷中處；足三里位於外膝眼下四橫指、脛骨邊緣。每日 2 次用艾柱灸，每次 3-5 壯。

感冒

灸「大椎」、「風池」；大椎位於第 7 頸椎棘突下凹

陷中；風池位於項部枕骨下，斜方肌上部外緣與胸鎖乳突肌上端後緣之間凹陷處。　感冒起時即灸，灸到全身微微出汗最好。

咳嗽

灸「肺俞」、「膻中」；肺俞位於第三胸椎棘突旁兩指寬處；膻中位於兩乳頭連線的中點。每日灸 1 次，每次 3-7 分鐘。

腹瀉

灸「神闕」、「天樞」、「陰陵泉」：天樞位於肚臍向左右三指寬處；陰陵泉位於小腿內側，膝下脛骨內側凹陷中；隔薑灸神闕穴 10-15 壯，艾條灸天樞、陰陵泉各 10-15 分鐘。

國家圖書館出版品預行編目(CIP)資料

這樣生活少疲勞、慢衰老 / 佟彤作. -- 初版.
-- 臺北市：大塊文化, 2016.03
　面；　公分. -- (Care ; 42)
ISBN 978-986-213-685-0(平裝)
1.中醫 2.養生 3.疲勞
413.21　　　　　　　　　105000605

CARE

Good Care ,
Good Living

CARE

Good Care ,
Good Living